Remerciements

L'auteur désire remercier le pharmacien Alain Papillon
ainsi que les pharmaciennes Michèle Rassart et Louise
Chouinard, de la Pharmacie Alain et Guy-Marie Papillon
de Saint-Jean-sur-Richelieu, qui ont eu l'amabilité de
relire la plus grande partie du chapitre consacré
aux médicaments contre l'arthrite.

LES MALADIES ARTHRITIQUES

Catalogage avant publication de Bibliothèque et Archives Canada

Mallette, Yves

    Les maladies arthritiques

    (Collection Santé)

    ISBN 2-7640-0887-2

    1. Arthrite – Traitement – Ouvrages de vulgarisation. 2. Articulations – Maladies – Traitement – Ouvrages de vulgarisation. I. Titre. II. Collection: Collection Santé (Éditions Quebecor).

RC933.M34 2006   616.7'22   C2005-942129-0

LES ÉDITIONS QUEBECOR
Une division de Éditions Quebecor Média inc.
7, chemin Bates
Outremont (Québec)
H2V 4V7
Tél.: (514) 270-1746
www.quebecoreditions.com

©2006, Les Éditions Quebecor
Bibliothèque et Archives Canada

Éditeur: Jacques Simard
Conception de la couverture: Bernard Langlois
Illustration de la couverture: Bob Ziering/Images.com/Corbis
Correction d'épreuves: Jocelyne Cormier
Conception graphique: Jocelyn Malette
Infographie: Claude Bergeron

Nous reconnaissons l'aide financière du gouvernement du Canada par l'entremise du Programme d'aide au développement de l'industrie de l'édition (PADIÉ) pour nos activités d'édition.

Gouvernement du Québec – Programme de crédit d'impôt pour l'édition de livres – Gestion SODEC.

Yves Mallette

LES MALADIES ARTHRITIQUES

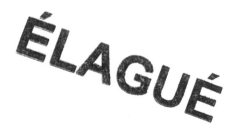

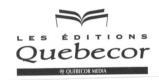

LES ÉDITIONS
Quebecor
⊕ QUEBECOR MEDIA

Avertissement

Ce livre n'a pas de prétention scientifique; il a été écrit après plusieurs recherches dans le seul but de vulgariser l'information à propos des maladies arthritiques et de leurs formes de traitements afin que les malades comprennent un peu mieux leur situation. Sa lecture vous aidera grandement dans vos démarches pour améliorer votre qualité de vie. Il ne vous sera peut-être pas utile pour convaincre le médecin de répondre à vos questions, mais au moins, il vous aidera à poser les bonnes et à donner les renseignements appropriés.

Les indications contenues dans ce livre au sujet des ordonnances médicamenteuses et autres traitements des maladies arthritiques ne servent qu'à mieux expliquer le propos. Elles ne couvrent pas nécessairement tous les usages, toutes les directives, toutes les interactions entre les médicaments ou tous les effets secondaires. Étant donné le contexte rapidement changeant des essais et des données, ces renseignements ne doivent pas être utilisés ni interprétés comme des recommandations d'un plan de traitement, d'un produit ou d'une procédure. Ils ne remplacent en aucune façon les conseils, le diagnostic ou le traitement d'un professionnel de la santé. L'auteur décline toute responsabilité (son éditeur aussi sans doute) pour tout dommage subi par des personnes qui prendraient des mesures inspirées de ce livre sans consulter d'abord leur médecin traitant.

Introduction

Rares sont ceux qui ne connaissent pas une personne âgée de plus de 50 ans, dans leur famille ou dans leur entourage, qui est atteinte d'une forme ou d'une autre d'arthrite. En fait, si vous vivez assez longtemps, vous pouvez être plus ou moins certain d'avoir un jour l'arthrite. En effet, les maladies arthritiques se trouvent parmi les affections du corps les plus souvent associées à la manifestation du vieillissement. Dans le monde, près de 100 millions de personnes sont atteintes d'une forme ou d'une autre d'arthrite, et leur nombre s'accroît à mesure que la population mondiale continue de vieillir. Mais ces troubles chroniques ne sont pas uniquement le lot des aînés : l'arthrite est une maladie qui peut frapper n'importe qui, en tout temps et en tous lieux. C'est vrai que les femmes restent plus susceptibles de développer un syndrome arthritique que les hommes, mais l'arthrite affecte tous les groupes d'âge, chez les adultes comme chez les enfants.

L'arthrite est une maladie qui touche une ou plusieurs articulations dont les structures se dégradent. Avec le temps, le cartilage, qui sert d'amortisseur et protège les composantes des articulations et des os, s'effrite. Privés de cette protection, les os s'usent et l'articulation se déforme, ce qui provoque d'importantes douleurs, des craquements et des raideurs. Ces raideurs diminuent la mobilité de l'articulation, ce qui entraîne une limitation dans les mouvements. Alors, les muscles qui entourent l'articulation s'atrophient, accélérant encore plus la progression de la maladie. L'inflammation peut apparaître par simple usure naturelle ou à la suite de chocs, de maladies, d'infections. L'affection peut aussi être la conséquence de facteurs génétiques ou d'une affection auto-immune par laquelle les anticorps de l'organisme attaquent ses propres cellules cartilagineuses. N'importe quelle articulation est vulnérable ; toutefois, ce sont les articulations qui soutiennent le poids du corps comme celles des hanches, des genoux, des chevilles, des pieds et de la colonne vertébrale qui sont les plus fréquemment touchées. Les articulations non portantes comme celles des doigts et du pouce peuvent aussi être atteintes.

L'arthrite existe sous une centaine de formes ; l'arthrose et la polyarthrite rhumatoïde sont les plus courantes. Le dénominateur commun de toutes les sortes d'arthrite est la douleur articulaire qui se manifeste de manière aiguë ou endémique. L'inflammation et la raideur constituent aussi des symptômes communs à presque tous les types d'arthrite. Cependant, chaque forme d'arthrite présente également des signes spécifiques. Si certaines maladies arthritiques sont dégénératives, c'est-à-dire qu'elles entraînent la détérioration de certaines parties du corps (dont les os et le cartilage), il est important de savoir que, bien qu'elles soient la plupart du temps chroniques, toutes les formes d'arthrite ne sont pas destructrices et peuvent affecter légèrement les personnes atteintes. D'ailleurs, la plupart des personnes de plus de 65 ans présentent une certaine forme d'arthrite, mais seul un tiers d'entre elles éprouvent de la douleur.

Dans plusieurs cas aussi, les maladies arthritiques peuvent en outre être invalidantes, voire paralysantes. À long terme, la douleur chronique associée à la diminution de la mobilité et à la capacité de fonctionnement sont en effet les conséquences les plus fréquentes des maladies arthritiques. L'arthrite se révèle d'ailleurs la cause d'invalidité à long terme la plus répandue au Canada, soit 25 pour cent de tous les cas. Les pertes causées par la baisse de productivité engendrée par cette affection s'élèvent à plusieurs milliards de dollars. L'arthrite se classe au troisième rang des maladies chroniques les plus courantes et vient aussi au troisième échelon des affections nécessitant une ordonnance médicale au Canada. Enfin, elle occupe la deuxième position, derrière les maladies cardiovasculaires, par le fardeau économique qu'elle impose. Heureusement, l'arthrite n'est pas une grande cause de mortalité, mais elle est quand même une des plus importantes maladies chroniques au Canada puisqu'elle touche quatre millions de personnes, soit environ un Canadien sur sept.

Il n'existe pas encore de remèdes pour guérir l'arthrite. Néanmoins, il y a des façons de gérer la maladie et il est préférable de poser le diagnostic et de commencer le traitement le plus rapidement possible. Les dommages causés par l'arthrite sont irréversibles, d'où l'importance d'une détection précoce. Il est démontré que l'activité physique et certains aliments peuvent contribuer à soulager les symptômes des maladies arthritiques. Nous pouvons donc améliorer la façon dont notre corps vieillit en optant pour un mode de vie sain. Toutefois, dans certains cas, l'adoption d'un programme d'activités physiques et d'une alimentation saine, ainsi que l'atteinte d'un poids santé ne sont pas des mesures suffisantes pour faire face aux douloureuses conséquences de l'arthrite. Certains opteront pour la médecine douce ou les produits de santé naturels. Toutefois, la plupart se tourneront vers les traitements pharmaceutiques en prenant des antalgiques et des anti-inflammatoires qui ne guérissent pas la maladie, mais qui en soulagent les symptômes.

Depuis cinq ans, plusieurs nouveaux médicaments sont apparus sur le marché et pas moins d'une dizaine d'autres sont à l'étude ou sur le point d'être commercialisés. Cette ébullition dans l'industrie pharmaceutique contraste peut-être avec les décennies de stagnation qui ont précédé le xxie siècle alors que les patients arthritiques étaient traités par des remèdes empruntés à d'autres maladies, mais elle n'est pas sans «effets secondaires». En effet, s'ils se montrent performants, plusieurs des nouveaux médicaments visant à soulager les symptômes de l'arthrite ou à arrêter la progression de la maladie peuvent avoir de graves effets secondaires, notamment des événements thromboemboliques comme des infarctus du myocarde et des accidents vasculaires cérébraux. Néanmoins, la recherche continue. Les rhumatologues espèrent maintenant être capables de stopper l'évolution du syndrome chez certains de leurs patients tout en gardant un degré élevé d'innocuité.

Tout compte fait, bien qu'on ne puisse rien contre le vieillissement, l'avenir est peut-être moins sombre qu'il ne le paraît, non seulement pour les gens qui souffrent d'arthrite aujourd'hui, mais aussi pour ceux qui en seront atteints dans le futur. Le portrait de l'arthritique pourrait de toute évidence changer d'ici quelques années. Grâce à la recherche, l'invalidité ne sera possiblement plus une conséquence inévitable pour une prochaine génération de gens affectés par cette maladie.

Chapitre 1

Définition et formes d'arthrite

Précisons tout de suite la distinction entre les appellations rhumatisme et arthrite. Le mot «rhumatisme» englobe tous les problèmes des os, des muscles, des tendons, des ligaments et autres tissus. Donc, toute douleur musculosquelettique est un rhumatisme. Quand une personne se plaint d'avoir «mal partout» et est incapable de localiser ses symptômes, on parle de rhumatisme généralisé des tissus mous plutôt que d'une maladie articulaire. Le mot «rhumatisme» se rapporte en effet à toute affection aiguë ou chronique s'associant à un gonflement des parties molles et, dans la majorité des cas, à des douleurs. Sous le terme «rhumatisme», se trouvent généralement les rhumatismes inflammatoires, les rhumatismes dégénératifs (dits d'usure), les rhumatismes infectieux et microcristallins. Un autre type de rhumatisme est représenté par une diminution progressive de la qualité du tissu osseux tout en restant normalement minéralisé. Les os deviennent moins denses et donc plus fragiles. Il s'agit alors des maladies de l'os comme l'ostéoporose.

L'arthrite est un terme générique qui désigne plusieurs affections articulaires douloureuses et chroniques. Elle représente en quelque sorte une variété du rhumatisme qui touche uniquement aux articulations. C'est ce qui nous intéresse. Par exemple, l'arthrose appartient à la famille des rhumatismes dégénératifs, tandis que la polyarthrite rhumatoïde fait partie du groupe des rhumatismes inflammatoires. Voilà pourquoi nous préférons traiter d'arthrose plutôt que de «rhumatisme dégénératif avec destruction progressive du cartilage ou des structures qui s'en approchent», ce qui reviendrait au même. Oui, l'arthrose est un rhumatisme, mais ce n'est pas le seul. Alors, oublions le terme «rhumatisme» pour parler plus précisément d'arthrite ou de maladies arthritiques, celles qui sont associées aux articulations.

Le mot «arthrite» est formé de la racine grecque *arthro*, qui signifie «articulation», à laquelle on a ajouté le suffixe «ite», qui signifie «état maladif». Donc, l'arthrite est une maladie inflammatoire des articulations. On pourrait également dire qu'il s'agit d'une inflammation articulaire. Quant au terme «arthralgie», il correspond à l'existence de douleurs articulaires, quelle qu'en soit la nature.

Les maladies arthritiques portent des appellations différentes selon l'endroit où elles sont localisées et selon la façon dont elles se manifestent. On connaît quelque 135 types d'arthrite qui affectent différemment les articulations. L'arthrose et la polyarthrite rhumatoïde sont les plus fréquentes, tandis que d'autres formes d'arthrite sont rarement rencontrées. Dans certains cas, ces problèmes peuvent être étroitement liés l'un à l'autre. Cela explique la complication de la tâche des médecins qui tentent d'en faire le diagnostic auprès des personnes qui les consultent pour des douleurs articulaires, d'autant plus que le corps humain compte 206 os reliés par une centaine d'articulations.

Comment fonctionne une articulation?

Pour mieux connaître les maladies arthritiques comme l'arthrose et la polyarthrite rhumatoïde, il est utile de bien comprendre le fonctionnement normal d'une articulation.

Une articulation est le point de rencontre entre deux os. Celle-ci est constituée de six principales parties, toutes indispensables les unes aux autres : le cartilage, les tendons, les muscles, la capsule, les ligaments et la membrane synoviale qui sécrète le liquide synovial. Chacun de ces éléments a un rôle précis dans cette structure destinée à assurer le mouvement.

Dans le cas des maladies arthritiques, une des composantes de l'articulation qui nous intéresse le plus est le tissu cartilagineux. Le cartilage est une substance lisse, caoutchouteuse et rigide dont la teneur en eau est très élevée (75 % de son poids). Le rôle de cette matière élastique et résistante consiste à protéger les extrémités osseuses en leur permettant de se frotter l'une contre l'autre dans la cavité articulaire sans difficulté et sans douleur, ce qui facilite les mouvements. Agissant comme un amortisseur, le cartilage permet aussi aux os de mieux résister aux chocs en répartissant les pressions. Cette autre fonction fait en sorte de diminuer les contraintes mécaniques imposées à l'articulation. Dans l'arthrose, par exemple, le cartilage articulaire se détériore progressivement.

Le tissu cartilagineux ne contient pas de fibres nerveuses. Le cartilage ne peut donc transmettre aucune information au cerveau. C'est ce qui explique que, normalement, on ne sent pas le mouvement des os quand on sollicite nos articulations. Autre particularité, le cartilage ne contient aucun vaisseau sanguin. Il baigne dans le liquide synovial (ou synovie), qui est sécrété par la membrane synoviale, et c'est ce liquide qui le nourrit en plus d'assurer sa lubrification.

Les tendons et les muscles ont aussi un rôle important dans les articulations. En effet, ils retiennent les os en place, produisent le mouvement et protègent l'articulation. Enfin, la capsule souple qui enveloppe la cavité articulaire et les ligaments maintient les os en contact et assure la stabilité de l'articulation en l'empêchant de se disloquer. Les os de l'articulation sont séparés par la cavité articulaire qui permet aux os de se mouvoir.

Que se produit-il quand le cartilage est trop usé? La détérioration du cartilage nuit à l'articulation, qui n'arrive plus à bouger aussi facilement. Les extrémités des os exposés présentent de petites cavités qui affaiblissent le tissu et le rendent plus sujet aux lésions. Par ailleurs, le tissu osseux qui n'est plus recouvert du capuchon de cartilage peut croître sur le rebord de l'articulation, créant de minuscules excroissances douloureuses appelées ostéophytes. Pour impressionner la galerie, on pourrait aussi parler d'exubérances ostéophytiques. Quand elles se situent sur les doigts, elles portent le nom de nodosités d'Heberden et sont très apparentes sous la peau.

Dans bon nombre de formes d'arthrite, la membrane synoviale s'enflamme et s'épaissit, car elle sécrète une quantité excessive de liquide synovial qui contient des cellules inflammatoires. L'inflammation de la membrane synoviale et du liquide synovial peut endommager le cartilage et l'os. Lorsque le tissu cartilagineux est détruit (comme dans l'arthrose), les os frottent les uns contre les autres. Cette friction des os occasionne des douleurs, une perte de mobilité, une déformation et un dysfonctionnement articulaire. Ces douleurs caractéristiques sont parfois qualifiées de mécaniques quand elles sont provoquées par le mouvement.

Les différentes formes d'arthrite

L'arthrose et la polyarthrite rhumatoïde sont les formes d'arthrite les plus courantes et elles touchent plus d'une articulation ; l'arthrite infectieuse, l'arthrite juvénile, la goutte, la fibromyalgie et le rhumatisme psoriasique (un des symptômes du psoriasis) font aussi partie des formes les plus répandues d'arthrite.

L'arthrose

L'arthrose, aussi connue sous le nom ostéoarthrite ou encore ostéoarthrose (le préfixe «ostéo» fait référence aux os), est une maladie douloureuse et parfois invalidante. Il s'agit de la forme d'arthrite la plus répandue (un arthritique sur dix en est atteint) et la cause principale d'invalidité prolongée chez les adultes. Cette maladie accable dix fois plus de personnes que l'arthrite rhumatoïde. Curieusement, chez les moins de 55 ans, l'arthrose touche les hommes et les femmes dans des proportions égales. Après 55 ans cependant, les femmes sont plus vulnérables que les hommes alors que trois fois plus de femmes souffrent de l'arthrose.

Le cartilage, le matériau élastique et résistant qui recouvre et protège l'extrémité des os, présente, en règle générale, une surface lisse et glissante ; toutefois, dans l'arthrose, il se détruit progressivement pour devenir rugueux et inégal. On croit qu'avec le temps, les cellules de base qui constituent le cartilage cessent de fonctionner normalement et que le cartilage s'amincit et se craquelle. Des morceaux du tissu cartilagineux peuvent se détacher et causer de la douleur et de l'inflammation dans les jointures reliant les os, ce qui veut dire que le cartilage des articulations s'use progressivement jusqu'à ce que les extrémités des os soient en contact direct l'un avec l'autre et se frottent. Cela provoque l'apparition de petites excroissances osseuses, des aspérités sous-cutanées appelées ostéophytes, pouvant être décelées à la radiographie.

La décomposition du cartilage cause douleur, rigidité et enflure. Mais la maladie n'est pas toujours symptomatique. Dans bien des cas, l'arthrose n'occasionne que peu d'inflammation et progresse lentement selon l'usure des articulations. Il n'y a pas nécessairement manifestation de douleur, surtout en ce qui concerne la colonne vertébrale.

Bref, l'arthrose est synonyme de détérioration. On pourrait dire qu'il s'agit d'une sorte de rouille articulaire. Voilà pourquoi on déclare souvent que l'arthrose est une maladie qui se développe «à l'usure». Elle augmente d'ailleurs en fréquence avec l'âge.

Cette forme d'arthrite peut affecter toutes les articulations, mais elle touche habituellement celles qui supportent une grande partie du poids corporel comme les hanches, les genoux, les mains et l'épine dorsale. Lorsque la main est touchée, l'arthrose déforme les doigts et les rend noueux. Elle peut aussi se manifester dans les épaules.

La douleur que le patient peut ressentir est principalement attribuable à une pression exercée sur les nerfs. En fait, l'arthrose est davantage une usure prématurée causée par une instabilité, par une incoordination ou par une mauvaise mécanique dans le mouvement, par une hypersollicitation des articulations (comme c'est fréquemment le cas chez les athlètes ou dans certaines maladies professionnelles) ou par la fonction d'une articulation. Il peut s'agir aussi d'un affaiblissement des structures périarticulaires à cause d'un processus de régénération déficient. L'arthrose est souvent provoquée par une chute, un accident, une mauvaise posture, une grossesse, un accouchement, un surplus de poids ou un désalignement du corps, toutes des situations où la mécanique de la colonne vertébrale est altérée. Dans ce cas, on parlera d'arthrose secondaire alors que la forme primitive est causée par le «vieillissement» de l'articulation.

L'arthrose peut prendre différentes appellations selon l'articulation touchée. Par exemple, l'arthrose de la hanche s'appelle la coxarthrose et l'arthrose de la rotule, arthrose fémoropatellaire.

La polyarthrite rhumatoïde

La polyarthrite rhumatoïde, aussi appelée arthrite rhumatoïde, est la deuxième forme d'arthrite la plus répandue. Elle atteint environ 3 % de la population. Même si elle se manifeste généralement entre l'âge de 25 et de 50 ans et qu'elle touche entre deux et trois fois plus de femmes que d'hommes, la polyarthrite rhumatoïde n'épargne personne, aussi bien l'enfant que la personne âgée.

Cette forme d'arthrite évolue de façon permanente ; c'est une affection chronique auto-immunitaire. On parle de maladie auto-immunitaire (on dit aussi auto-immune) quand le système immunitaire se retourne contre la personne au lieu de la protéger. À défaut de protéger l'organisme contre les microbes, les virus et les bactéries, le système immunitaire se détraque et forme une quantité excessive d'anticorps anormaux (facteurs rhumatoïdes) qui attaquent les tissus sains dans diverses régions du corps. Dans le cas de la polyarthrite rhumatoïde, le système immunitaire dirige ses attaques contre les articulations (surtout mains et pieds) au lieu de les protéger contre l'infection. C'est aussi la plus invalidante des formes d'arthrite, car elle touche toujours plusieurs articulations en même temps.

La polyarthrite rhumatoïde est d'abord une maladie inflammatoire (le préfixe « rhuma » fait d'ailleurs référence à l'inflammation) qui provoque couramment des douleurs continuelles, souvent violentes, et des déformations plus ou moins importantes pouvant sérieusement altérer la qualité de vie des malades. Cette forme d'arthrite regroupe diverses affections qui se distinguent principalement par un gonflement inflammatoire articulaire chronique. Plus la maladie progresse, plus on sent le gonflement douloureux des articulations et des tissus conjonctifs comme les ligaments, les tendons et les muscles. Les destructions articulaires progressives sont responsables de déformations, d'une perte de mobilité et, donc, d'un handicap important. Cette affection est caractérisée par des cycles d'inflammation aiguë qui rend les articulations chaudes et rouges alternant avec des périodes d'accalmie ou de rémission.

La cause exacte de la polyarthrite rhumatoïde n'est pas connue, mais les recherches permettent de mieux comprendre le fonctionnement de la maladie et de déceler les principaux facteurs impliqués dans l'inflammation. Elle est le résultat d'un déséquilibre du système immunitaire, qui se met à produire une quantité excessive de cytokines TNF-Alpha et l'Interleukine-1. La présence de ces cytokines inflammatoires dans le liquide synovial est une des premières manifestations de la polyarthrite rhumatoïde. La membrane synoviale qui tapisse les articulations s'enflamme et fabrique trop de liquide, provoquant un gonflement de l'articulation. L'invasion de la cavité articulaire par des cellules inflammatoires mène à la production localisée de nouveaux vaisseaux sanguins et à la sécrétion d'enzymes de dégradation. Ces enzymes spéciaux attaquent et détruisent les fibres de collagène du cartilage articulaire. Littéralement grignotée de l'intérieur, l'articulation touchée perd peu à peu de sa mobilité, enfle, devient douloureuse et de moins en moins fonctionnelle, se déforme, puis finit par être anéantie.

Les articulations mobiles comme celles des mains, des poignets, des coudes, des genoux, des chevilles et des pieds sont souvent les premières touchées et deviennent difformes. La polyarthrite rhumatoïde cause une inflammation du tissu conjonctif qui tapisse non seulement les articulations, mais aussi certains organes internes. Elle peut donc s'étendre dans tout l'organisme, ce qui survient dans 20 % à 30 % des cas.

L'arthrose ou la polyarthrite rhumatoïde?

Voici ce qui différencie les deux formes d'arthrite les plus répandues. Disons d'abord que l'arthrose est le résultat de l'usure des cartilages, alors que l'arthrite rhumatoïde est une maladie auto-immunitaire. Dans la plupart des cas, l'arthrose se distingue aussi de la polyarthrite rhumatoïde par l'absence relative d'enflure importante des articulations et d'autres manifestations d'arthrite inflammatoire. Elle affecte surtout des articulations porteuses ou très sollicitées comme les genoux et les mains, tandis que la polyarthrite rhumatoïde touche également des articulations moins sollicitées comme l'épaule et le coude.

Dans le cas de la polyarthrite rhumatoïde, les mêmes articulations des deux côtés du corps sont souvent affectées. La maladie progresse en dents de scie et les attaques peuvent commencer abruptement dès l'âge de 20 ans et alterner avec des périodes de rémission. Quant à l'arthrose qui survient habituellement après 40 ans, elle se développe lentement et de façon constante. La polyarthrite rhumatoïde est souvent accompagnée de fièvre et de malaises ainsi que d'épisodes de rougeurs et de chaleur articulaire. L'arthrose est surtout caractérisée par de la douleur et de la raideur.

La polyarthrite rhumatoïde est une maladie inflammatoire qui perturbe non seulement les articulations, mais aussi des organes internes comme le cœur et les reins. En somme, elle peut accabler l'organisme en entier, ce qui la distingue de l'arthrose qui ne présente pas de manifestations extra-articulaires. En effet, dans le cas de l'arthrose, seules les articulations sont touchées.

Rien ne guérit encore l'arthrose. La prise en charge des patients qui en sont atteints se fait par le biais de médicaments de nature palliative et d'analgésiques comme les médicaments anti-inflammatoires non stéroïdiens. Pour ce qui est de la polyarthrite rhumatoïde, par contre, les médecins disposent d'un plus grand éventail de médicaments pour la traiter. On compte notamment les nouveaux remèdes qui modifient la maladie en ciblant le système immunitaire, ce qui ralentit l'évolution de l'arthrite.

L'arthrite infectieuse

L'arthrite infectieuse peut survenir lorsqu'une infection atteint directement une articulation et engendre de l'inflammation. Elle se manifeste par une douleur vive et brutale d'une seule articulation, le tout accompagné de fièvre, de frissons et de fatigue. L'inflammation se produit habituellement après une infection articulaire (à gonocoques ou à staphylocoques) localisée dans une autre partie de l'organisme.

Contrairement aux autres formes d'arthrite, l'arthrite infectieuse peut être guérie si elle est soignée rapidement et de façon appropriée. Non traitée, elle peut entraîner des lésions importantes aux articulations touchées. Les personnes diabétiques, anémiques, sidéennes, cancéreuses, alcooliques et celles souffrant d'une maladie du rein grave ou ayant des troubles immunitaires sont plus à risque d'être atteintes d'une arthrite infectieuse.

L'arthrite réactive

L'arthrite réactive, appelée aussi syndrome de Reiter, se développe en réponse à une inflammation provoquée par une infection ailleurs dans le corps. Il semble que cette affection soit induite par une réaction du système immunitaire aux infections bactériennes logées dans les systèmes génital, urinaire et gastro-intestinal qui engendre une inflammation des articulations et des yeux.

La spondylarthrite ankylosante

Le terme «spondyl» fait référence à l'épine dorsale (*rachis*, en grec) et «ankylo», à la rigidité. Le nom «spondylarthrite ankylosante» a donc été choisi pour désigner une forme d'arthrite touchant l'épine dorsale et contribuant à raidir peu à peu le dos. Plus précisément, c'est une inflammation chronique des articulations des vertèbres du dos qui se développe progressivement et qui entraîne une raideur et une douleur au dos, au torse et aux hanches en plus de provoquer une posture courbée. Les articulations du bassin sont également fréquemment atteintes par le processus inflammatoire dans cette maladie, car les vertèbres à la base de l'épine dorsale, où celle-ci rejoint le bassin, sont particulièrement affectées. La spondylarthrite ankylosante commence à se manifester de façon caractéristique vers l'âge de 20 ou 30 ans, comparativement à la plupart des maladies arthritiques qui émergent vers l'âge de 40 à 50 ans. Cependant, elle peut passer inaperçue pendant des années. Contrairement à la polyarthrite et à l'arthrose, la spondylarthrite est plus fréquente chez les hommes.

L'arthrite à cristaux ou l'arthrite microcristalline

La goutte et la pseudo-goutte, les deux formes les plus connues de l'arthrite à cristaux, sont dues à des problèmes métaboliques. Ces deux maladies touchent souvent une seule articulation, mais elles peuvent devenir chroniques et atteindre différentes parties du corps. Elles engendrent une inflammation qui se manifeste par une douleur brutale et très intense qui affecte généralement la base du gros orteil. Un excès d'acide urique est en cause dans le cas de la goutte, tandis que le phosphate de calcium l'est dans le cas de la pseudo-goutte. Quatre-vingts pour cent des personnes souffrant de la goutte sont des hommes.

Le lupus

Le lupus, le lupus érythémateux systémique ou le lupus érythémateux aigu disséminé est une maladie d'origine auto-immune (voir la polyarthrite rhumatoïde pour comprendre le mécanisme) dans laquelle les facteurs hormonaux exercent une influence. Elle est plus fréquente chez les femmes que chez les hommes et peut être déclenchée au moment de la grossesse.

Le lupus est considéré comme une forme d'arthrite puisqu'il s'agit d'une maladie inflammatoire chronique des tissus conjonctifs. Il atteint surtout les doigts et les poignets qui gonflent par poussées.

L'arthrite psoriasique

C'est une forme d'arthrite – il peut s'agir de simples douleurs articulaires peu invalidantes ou de formes très inflammatoires avec gonflement important des articulations et gêne dans les mouvements – qui s'accompagne de lésions de la peau typiques du psoriasis.

Le syndrome du canal carpien

Le syndrome du canal (ou tunnel) carpien fait partie de la même catégorie que l'arthrose. C'est en effet une forme d'arthrite dégénérative. Cette affection est liée au gonflement des tendons voisins du nerf médian au niveau du poignet.

L'arthrite juvénile

L'arthrite juvénile est une forme de polyarthrite rhumatoïde qui survient chez les enfants et les adolescents. Elle s'atténue souvent avec l'âge. Au Canada, l'arthrite juvénile frappe quelque 6 000 enfants (soit un sur 1000), ce qui en fait l'une des trois maladies infantiles chroniques les plus courantes.

La sclérodermie

La sclérodermie est une maladie auto-immune (voir la polyarthrite rhumatoïde pour comprendre le mécanisme) chronique caractérisée par un durcissement de la peau, qui peut toucher les articulations et causer les symptômes typiques de l'arthrite.

Le syndrome de Sjögren

Le syndrome de Sjögren est une maladie auto-immune (voir la polyarthrite rhumatoïde pour comprendre le mécanisme) grave qui cause une inflammation chronique des tissus conjonctifs et s'accompagne souvent de polyarthrite rhumatoïde, de lupus, de sclérodermie et de polymyosite.

La tendinite

La tendinite est une inflammation d'un tendon souvent provoquée par un traumatisme (étirement brusque, choc direct, défaut technique chez un sportif) qui cause des douleurs aux articulations.

La bursite

La bursite est une inflammation douloureuse des zones d'amortissement des articulations (les bourses séreuses) souvent causée par des pressions ou des frottements.

* * *

D'autres affections sont en lien avec différentes formes d'arthrite et se développent parfois en association avec elles, comme la fasciite plantaire, la fibromyalgie, la maladie de Lyme, la maladie osseuse de Paget, la sclérodermie et la maladie de Raynaud.

Chapitre 2

Les causes
et les facteurs de risque

L'arthrite peut apparaître à la suite d'un traumatisme à une articulation, d'une infection, d'un dérèglement du métabolisme, de maladies comme le diabète ou au cours du processus dégénératif du corps humain, ce qui est une expression scientifique pour simplement parler du vieillissement. La maladie peut également s'installer sans que ces facteurs soient mis en cause, et c'est là le problème.

Si l'origine de certaines formes d'arthrite a été découverte, dans la plupart de ces cas, elle constitue une énigme, car on ne connaît pas encore très bien les mécanismes cellulaires et moléculaires qui l'engendrent. L'affection n'a aucune cause organique décelable ; c'est pourquoi certaines maladies arthritiques sont à la source d'une multitude d'hypothèses : infectieuse, hormonale, auto-immunitaire, héréditaire, psychologique (le stress), traumatique, climatique. Bref, même si la recherche progresse toujours, les chercheurs n'ont pas encore trouvé le mécanisme responsable de l'affection.

Une origine connue

Voyons d'abord quelques formes d'arthrite dont on connaît la nature. L'arthrite infectieuse est habituellement causée par un microorganisme qui provoque une inflammation articulaire. Ce microorganisme peut être une bactérie, un virus comme celui de la grippe de type influenza ou un champignon qu'on trouve dans le sol, dans les excréments d'oiseaux ou sur certaines plantes. L'infection peut aussi être entraînée par une piqûre ou par une lésion proche de l'articulation. Après avoir pénétré l'organisme par la peau, le nez ou une plaie, le microorganisme est transporté dans l'articulation par le sang. Des germes comme le streptocoque (rhumatisme articulaire aigu), le gonocoque, le staphylocoque, les Borrelia transmises par les tiques ou les maladies transmises sexuellement peuvent aussi provoquer l'arthrite infectieuse.

De plus, on constate que l'arthrite à cristaux ou microcristalline est souvent d'origine génétique, mais elle peut également être précipitée par la consommation excessive d'alcool, par l'obésité et par les affections qui détruisent subitement une grande quantité de tissus. La goutte et la pseudo-goutte, les deux formes les plus connues de l'arthrite à cristaux, sont causées par une accumulation d'acide urique, un déchet provenant de la dégradation du bol alimentaire. L'excédent d'acide urique forme des cristaux d'urate de sodium ou de phosphate de calcium qui s'accumulent dans divers tissus, y compris les tissus articulaires, provoquant une inflammation.

Les facteurs de risque

Si on ne connaît pas les causes précises de plusieurs formes d'arthrite, on sait que plusieurs facteurs de risque entrent en ligne de compte. Certains d'entre eux sont incontrôlables comme l'âge, la race, les traumatismes, les complications liées à d'autres affections et l'hérédité, tandis que d'autres sont rattachés aux habitudes de vie : un faible niveau d'activité physique, l'obésité, une forte consommation d'alcool, la pratique d'un métier ou d'un sport exigeant des gestes répétitifs, etc.

L'âge

Bien que l'âge ne cause pas l'arthrite, cette maladie touche un grand nombre de personnes âgées. On a en effet constaté depuis longtemps que les risques de faire de l'arthrite et d'en souffrir augmentent en vieillissant. Même si elles adoptent très tôt toutes les mesures de prévention possibles, la plupart des personnes n'en seront pas épargnées. L'arthrite fait donc partie du processus de vieillissement et représente un facteur de risque incontrôlable.

Concernant plus précisément l'arthrose, la principale cause est l'usure de l'articulation (le cartilage en particulier) due à l'âge. C'est un déroulement normal qui débute à l'âge adulte et s'amplifie avec la vieillesse. L'arthrose fait généralement son apparition vers la quarantaine et atteint à un certain degré la plupart des personnes âgées de plus de 60 ans. On dit qu'elles sont touchées à un certain degré, car moins de la moitié des aînés seraient affectés assez gravement pour en constater les symptômes.

L'obésité

Le taux d'obésité atteint des sommets, tant au Canada (environ 32 % de la population âgée de 20 à 64 ans fait de l'embonpoint ou souffre d'obésité) qu'aux États-Unis. Les Européens aussi sont trop gras. En somme, c'est toute la planète qui en est touchée. L'Organisation mondiale de la santé (OMS) classe d'ailleurs l'obésité et les risques qui y sont associés parmi les dix problèmes de santé majeurs dans le monde. Toujours selon elle, l'obésité pourrait avoir sur la santé des répercussions aussi graves que l'usage du tabac.

Les difficultés liées à l'excès de poids risquent de faire régresser les gains réalisés en médecine au cours des dernières décennies et de réduire l'espérance de vie. Ce problème croissant nous fait donc craindre le pire pour les prochaines années. Et les perspectives sont encore plus sombres quand on sait que, seulement au Québec, la proportion de jeunes obèses a augmenté de 64 % au fil des 15 dernières années, selon Kino-Québec.

Si l'obésité croissante est la source de tant d'inquiétudes, c'est qu'elle joue un rôle dans l'apparition de plusieurs maladies, dont l'arthrite. En ce qui concerne l'arthrite, la relation est clairement établie. Beaucoup d'études ont bel et bien démontré qu'il existe un lien entre le surplus de poids et les maladies arthritiques, plus particulièrement l'arthrose. Cela s'explique facilement. En effet, le stress supplémentaire provoqué sur l'articulation par une surcharge pondérale peut rendre plus sensibles les articulations porteuses comme les membres inférieurs, les hanches et la colonne lombaire. De plus, l'excès de poids accentue l'intensité des symptômes, comme la douleur, et la rapidité d'évolution.

Les personnes arthritiques ont donc intérêt à surveiller leur poids. Chez les obèses, la perte de 4,5 à 7 kilos peut diminuer la douleur et aider les genoux et les hanches à mieux fonctionner.

Les traumatismes

On ne connaît pas l'origine exacte de l'arthrose, mais certains facteurs augmentent le risque d'en être atteint. On a vu qu'elle peut se développer à la suite d'un traumatisme provoqué par un accident. La lésion articulaire provenant d'une blessure représente une cause secondaire dans le cas de l'arthrose, mais c'en est une quand même. Les lésions peuvent aussi se produire lorsque les articulations sont soumises à un stress continu entraîné par des microtraumatismes répétés quotidiennement et pendant de longues périodes. C'est ce qui s'observe dans certains métiers qui exigent, par exemple, de manœuvrer de lourdes charges, de se mettre à genoux, de s'accroupir, de monter des escaliers, de soulever des objets trop pesants. Dans ce cas, on court un risque plus élevé de développer plus tard des problèmes d'arthrose.

Certains exercices, sports ou activités professionnelles très physiques qui occasionnent une utilisation excessive des articulations attribuable à des gestes répétés provoquent un stress supplémentaire à ces articulations. Par exemple, l'arthrose des mains est plus courante chez les boxeurs, alors que l'arthrose des coudes risque de se produire plus souvent chez les opérateurs de marteau pneumatique. Le syndrome du canal carpien, une affection arthritique relativement récente, est dû à une mauvaise posture à l'ordinateur.

L'hérédité

L'apparition de certaines formes d'arthrite peut découler de problèmes articulaires héréditaires, les anomalies au niveau du cartilage ou de la structure des articulations étant transmises de génération en génération dans certaines familles. Ces anomalies peuvent cependant se manifester seulement à la quarantaine, et même plus tard. Dans ces cas, les gènes coupables ne sont pas encore clairement identifiés.

Jusqu'à tout récemment, on ne considérait pas l'arthrose comme héréditaire puisqu'on tenait pour acquis qu'elle était une « maladie d'usure » qui pouvait aussi provenir d'une fissuration du tissu cartilagineux apparaissant après un traumatisme ou des microtraumatismes échelonnés sur une longue période. Mais on soupçonne de plus en plus que certaines personnes pourraient être prédisposées à l'arthrose en raison de facteurs génétiques.

Une anomalie dans la fabrication d'un des éléments du cartilage, tel le collagène, pourrait être à l'origine d'une plus grande fragilité de l'articulation. On sait que cette fabrication est codée génétiquement avec ses conséquences sur la transmission héréditaire. On pense que les singularités génétiques sont notamment en cause dans l'arthrose des doigts. On a remarqué également que certaines arthroses des hanches ont tendance à survenir d'une génération à l'autre, spécifiquement en Islande et dans l'État du Michigan aux États-Unis. Notons au passage que, dans les deux cas, l'anomalie génétique est pratiquement localisée sur un chromosome.

La race

La race peut être considérée comme un facteur de risque si on tient compte que la fréquence des maladies arthritiques est plus élevée chez les Autochtones. Ainsi, l'Enquête sur la santé dans les collectivités canadiennes révèle que les estimations brutes de la prévalence de l'arthrite parmi les Autochtones et les non-Autochtones sont respectivement de 19 % et de 16 %. Si la composition de la population autochtone était identique à celle de la population canadienne générale, après normalisation selon l'âge par exemple, la proportion de l'arthrite parmi les Autochtones s'établirait à 27 %, contre 16 % chez les non-Autochtones.

Selon les analystes, il est possible que ces chiffres soient le résultat de la plus forte prévalence de certains types d'arthrite, comme la polyarthrite rhumatoïde et la spondylarthrite ankylosante, chez les Autochtones. Il reste que ceux-ci ont signalé que l'arthrite était l'un des cinq problèmes de santé les plus importants dans leurs collectivités.

Le climat

Un grand nombre de spécialistes prétendent que, contrairement à une idée souvent répandue, le climat et la météorologie (les atmosphères humides en particulier) ne sont pas des facteurs pouvant entraîner de la douleur articulaire. Pourtant, des personnes arthritiques affirment de leur côté que cette influence existe vraiment et que des variations de température ou de pression augmentent ou diminuent leur sensation douloureuse. Entendons-nous donc pour dire qu'il n'y a pas de généralisation possible.

Chacun a sa propre réaction par rapport aux variations de température ou de pression. Certains seront soulagés par le froid, d'autres par le chaud. Le corps, dont les articulations, contient des récepteurs de la pression atmosphérique et de la température. Ils permettent de comprendre nos mouvements dans l'espace et de ressentir notre corps, influençant ainsi plus ou moins notre perception de la douleur, elle-même assurée par d'autres récepteurs.

Les complications liées à d'autres conditions

Certaines formes d'arthrite sont consécutives à des maladies ayant une expression articulaire. Il peut s'agir, par exemple, de la goutte, d'atteintes articulaires associées à des affections endémiques du tube digestif ou, chez les enfants, d'une forme rare d'arthrite pouvant intéresser plusieurs articulations, l'arthrite chronique évolutive. Certaines arthrites ou arthropathies nerveuses peuvent également se rencontrer au cours de maladies modifiant l'activité du système nerveux comme le diabète, la lèpre, etc. Le diabète est notamment pointé du doigt quand apparaît l'hyperostose vertébrale avec sa forme de coxarthrose engainante.

C'est ainsi que des hyperarthroses ou hyperostoses se voient plus fréquemment sur des terrains métaboliques comportant une glycémie limite, des triglycérides, du cholestérol et de l'acide urique élevé. D'autres aspects de la maladie sont liés à un déséquilibre chimique ou à un système immunitaire trop actif. Certaines formes d'arthrite sont parfois causées par une allergie ou par une intolérance alimentaire.

Une combinaison de facteurs

Bien que les scientifiques n'aient pas encore établi sa cause exacte, ils supposent que les formes inflammatoires de l'arthrite peuvent être déclenchées par des infections bactériennes ou virales, intensifiées par une déficience du système immunitaire. Cette combinaison de facteurs provoquerait une réaction immunitaire anormale qui détruit les tissus du corps.

Pour la polyarthrite rhumatoïde par exemple, les éléments déclencheurs restent mystérieux. On pense que les facteurs génétiques mêlés aux composantes environnementales (l'alimentation en particulier) et à la tension psychoaffective peuvent apparaître comme des facteurs déclencheurs. Curieusement, ce type d'arthrite se manifeste dès le début de l'âge adulte et semble être d'origine auto-immune.

Chapitre 3
Les symptômes

Les différentes formes d'arthrite ont leurs propres symptômes et leur évolution varie considérablement selon les individus. Notons tout de même que l'enflure, la raideur, la douleur et la rougeur à une ou à des articulations sont des manifestations communes à tous les types d'arthrite. Des blocages au niveau des lombaires ou des vertèbres cervicales, des engourdissements dans les mains ou encore des névralgies aux bras sont aussi des signes reliés à des formes d'arthrite. Même si l'arthrite est une maladie chronique, les différents symptômes peuvent connaître des cycles de rémission pendant lesquels la personne atteinte ne ressent aucune douleur. Il y a aussi des périodes de poussées au cours desquelles les divers symptômes se manifestent davantage. En général, la douleur et la raideur sont plus grandes le matin, voire seulement certains jours.

Des articulations touchées par l'arthrite seront douloureuses quand on les manipule dans des positions extrêmes et elles peuvent être plus épaisses que la normale. Lorsque le cartilage devient rugueux ou aminci au point que les os frottent l'un contre l'autre, on entend des frottements ou des craquements dès que l'articulation est sollicitée. Avec le temps, les articulations risquent de devenir difformes, d'augmenter de volume ou de présenter des nodules durs. On éprouve alors de plus en plus de difficulté à bouger, voire à mobiliser, les articulations pour les activités quotidiennes. Si les personnes n'ont pas encore consulté quand les malaises ont atteint ce stade, le traitement sera difficile.

Voici les symptômes caractéristiques de trois formes d'arthrite les plus fréquentes: l'arthrose, la polyarthrite rhumatoïde et la goutte.

L'arthrose

L'arthrose est une maladie qui évolue par poussées, entrecoupées de phases de rémission. Au début, elle est souvent indolore. Les symptômes apparaissent généralement très progressivement alors qu'on ressent des douleurs localisées autour des articulations. Ces douleurs deviennent de plus en plus fréquentes et persistantes à mesure que l'affection progresse. L'articulation craque et perd petit à petit ses aptitudes fonctionnelles: la marche, les mouvements et la saisie d'objets deviennent difficiles. Les personnes atteintes d'arthrose éprouvent une sensation de douleur ou de raideur moins d'une heure après le réveil. Elles peuvent aussi constater une perte de mobilité de l'articulation et ressentir un élancement pendant un geste répété ou après une période d'inactivité. La douleur est en effet souvent consécutive à une sollicitation ou à un effort de l'articulation; elle peut également devenir très pénible lors des phases de poussées.

L'arthrose peut toucher plusieurs articulations, notamment celles des doigts, du cou, de la région lombaire, du gros orteil, de la hanche et du genou. Les articulations atteintes sont douloureuses et sensibles à la pression. Des complications surviennent en effet lorsque le liquide s'accumule dans l'articulation et provoque un gonflement accompagné d'un élancement intense. Les tissus environnants peuvent aussi gonfler et rendre l'articulation douloureuse au toucher ou au cours d'un mouvement. D'autres douleurs liées à l'arthrose peuvent également se manifester à proximité de l'articulation, comme dans l'os, le muscle, le ligament ou le tendon.

Les gens atteints d'arthrose peuvent aussi constater une enflure, un gonflement, une perte de souplesse et une déformation à une articulation, surtout au niveau des doigts alors que des nodules (excroissances osseuses) peuvent s'y développer. Enfin, plusieurs personnes peuvent ressentir un malaise à une articulation avant ou pendant un changement de température.

La polyarthrite rhumatoïde

Comme dans l'arthrose, la douleur, l'enflure et l'inflammation des articulations sont des symptômes de la polyarthrite rhumatoïde. Mais, dans ce dernier cas, ils sont habituellement accompagnés d'une rigidité articulaire et musculaire, d'une faiblesse générale, d'une perte de poids, d'une grande fatigue et, parfois, d'une faible fièvre. Chez les gens atteints de polyarthrite rhumatoïde, la douleur, l'enflure ou les raideurs sont souvent localisées dans les petites articulations des mains, des pieds, des poignets et des chevilles. Contrairement à l'arthrose, les symptômes de cette forme d'arthrite handicapent la mobilité et se manifestent dans plusieurs articulations. La douleur articulaire est symétrique ou, si on préfère, bilatérale, c'est-à-dire que l'on ressent des élancements aux deux mains ou aux deux chevilles.

Les articulations douloureuses peuvent être enflées pendant plusieurs heures et chaudes au toucher. Des nodules ronds et indolores apparaissent habituellement près des coudes, mais ils peuvent se retrouver ailleurs. Les douleurs dans les articulations et la raideur peuvent être ressenties toute la nuit, mais elles se manifestent davantage au réveil ou après de longues périodes de repos. Chez certaines personnes qui souffrent de cette forme d'arthrite, les douleurs et les inflammations sont occasionnelles alors que dans d'autres cas, elles sont toujours présentes.

La polyarthrite rhumatoïde peut se profiler progressivement, mais elle peut aussi survenir de façon brutale et inattendue par une crise aiguë.

La goutte

Les symptômes de la goutte comprennent de la douleur et des gonflements. Cette forme d'arthrite est surtout connue pour son inflammation aiguë des articulations accompagnée de chaleur, de rougeurs et d'élancements violents.

Une crise de goutte est donc extrêmement douloureuse et peut durer de cinq à sept jours, voire jusqu'à trois semaines. La première crise commence généralement par de la douleur au gros orteil, mais le mal peut aussi atteindre les chevilles, les genoux, les coudes et les doigts.

La douleur arthritique

La douleur est le symptôme commun à presque tous les types d'arthrite. Qu'elle se manifeste épisodiquement, de manière violente ou chronique, la douleur est une déplaisante réalité pour les personnes arthritiques qui doivent apprendre à la contrôler le mieux possible.

L'intensité de la douleur arthritique varie en fonction de l'alternance des poussées d'arthrite et des rémissions. Elle peut affecter grandement la qualité de vie, jusqu'à nécessiter des arrêts de travail et limiter sérieusement les activités. On ne comprend pas encore tous les mécanismes biologiques impliqués dans l'apparition de la douleur arthritique. Il semble que l'appauvrissement des tissus en oxygène joue un rôle de premier plan. Ce manque d'oxygène est lui-même causé par l'inflammation dans les articulations et les tensions dans les muscles. C'est pourquoi tous les moyens qui aident à détendre les muscles ou qui favorisent la circulation sanguine dans les articulations soulagent la douleur.

Enfin, il est bien connu que la fatigue, l'anxiété, le stress et la dépression affectent négativement la perception de la douleur.

Chapitre 4

Le diagnostic

Les personnes atteintes d'arthrite évaluent beaucoup moins bien leur état de santé que la majorité. À preuve, lors d'une vaste enquête menée au Québec, un individu sur neuf s'est déclaré en moyenne ou en mauvaise santé, alors que les experts estiment qu'un Québécois sur sept est atteint d'une forme ou d'une autre d'arthrite. De 17 % à 31 % de la population canadienne vit avec une douleur traitée de façon inadéquate et de ce nombre, on peut présumer qu'il y a de nombreux arthritiques.

Le dépistage

Malheureusement, il n'existe pas de tests de dépistage définitif pour les maladies arthritiques et les chances de succès d'un traitement sont proportionnelles à la rapidité de la prise en charge de cette affection. Autrement dit, un diagnostic précoce est la première arme thérapeutique pour contrôler l'arthrite et pour prévenir certaines altérations des articulations. Il est donc essentiel de parler de ses douleurs et des épisodes d'inflammation à son médecin le plus tôt possible afin d'empêcher les déformations articulaires. Un délai de quelques mois avant l'administration d'une cure efficace ne se rattrape pas.

Cependant, le diagnostic précoce n'est pas facile, car les signes observés peuvent correspondre à d'autres maladies dont le traitement et le pronostic sont différents. Des tests sanguins, des radiographies et plusieurs examens sont nécessaires avant de poser un diagnostic d'arthrite.

Lorsque le patient se plaint d'avoir mal partout et est incapable de localiser ses symptômes, le médecin envisagera un rhumatisme généralisé des tissus mous. Mais s'il éprouve des douleurs articulaires, le médecin pensera tout de suite à l'arthrite. Dans les deux cas, il recommandera la prise d'anti-inflammatoires.

Si les élancements continuent plus de 15 jours après la prise d'anti-inflammatoires, l'omnipraticien guidera alors le patient vers un spécialiste des affections rhumatismales et ostéo-articulaires, soit un rhumatologue ou rhumatologiste. La rhumatologie traite des maladies des articulations, de la colonne vertébrale, des muscles et des os qui empêchent le bon fonctionnement de l'appareil locomoteur à cause de la douleur et du raidissement.

Une visite bien préparée

Il est primordial d'être bien préparé lors de sa première visite chez le rhumatologue. En fait, cette visite devrait se préparer au moment où on quitte le cabinet de l'omnipraticien. Dès lors, on devrait être attentif à ce qu'on ressent et, à ce sujet, il n'est pas superflu de prendre des notes. Il faudrait connaître, par exemple, les moments de la journée où apparaissent les élancements ou les raideurs (au réveil, en matinée, le soir) et à quelles occasions (après une longue période d'inactivité, durant ou après un exercice, etc.). Il faudrait localiser avec le plus de précision possible l'endroit où on ressent la douleur. On devrait pouvoir aussi établir les types de douleurs et leur intensité.

Lors de la visite chez le spécialiste, il sera important de lui fournir tous les renseignements au sujet de ses antécédents médicaux (la récapitulation des derniers problèmes de santé, les interventions chirurgicales, etc.) et familiaux (les éventuels cas de pathologies articulaires chez les proches). De plus, il est fortement conseillé d'apporter une liste des médicaments que l'on prend. Avec toutes ces informations en main, le patient facilite grandement la tâche à son médecin.

En effet, pour diagnostiquer de l'arthrite, le rhumatologue fera une étude approfondie des antécédents médicaux, puis procédera à un examen physique de toutes les régions articulaires (vérification des réflexes et de la sensibilité grâce à certains mouvements) afin de déterminer quelles articulations sont touchées. Par exemple, la présence de douleur et de raideur, que ce soit à une seule articulation ou à plusieurs, et l'existence de nodules aux articulations moyennes et distales des doigts sont des indications probables d'arthrose. Si les articulations sont douloureuses des deux côtés du corps, il est fort possible que le médecin oriente son diagnostic vers la polyarthrite rhumatoïde.

Les examens

Pour mieux établir son diagnostic, le spécialiste peut demander différents examens radiologiques et biologiques. Tout d'abord, il y a l'arthrographie. Il s'agit d'un examen radiologique d'une articulation après injection d'un produit de contraste dans la cavité articulaire. Ainsi, les dommages au cartilage ou à d'autres tissus sont plus visibles. L'arthroscopie peut aussi être recommandée. Après avoir pratiqué de petites incisions, le chirurgien examine l'intérieur d'une articulation à l'aide d'une minuscule caméra pour évaluer les dégâts.

Contrairement à ce que l'on pourrait croire, l'examen radiologique ne permet pas toujours d'éclairer le diagnostic. Au début de la maladie, il n'existe aucune anomalie visible à la radiographie des articulations. Les signes radiographiques n'apparaissent que lorsque l'inflammation a induit des lésions du cartilage articulaire; ils sont donc tardifs. Si la maladie est plus avancée, les examens radiographiques pourraient mettre en évidence des excroissances osseuses (éperons) ou des nodules (formations anormales arrondies et dures) au niveau des articulations touchées. Ces résultats donneront de bons indices au sujet de l'identification de l'affection. Par exemple, la présence de nodules aux articulations moyennes et distales des doigts est une indication possible de polyarthrite rhumatoïde.

Que les examens radiographiques révèlent ou non une anomalie, il sera nécessaire de subir des analyses en laboratoire pour corroborer le diagnostic. Une prise de sang visant à connaître la vitesse de sédimentation globulaire permet de déceler des signes d'inflammations articulaires. Des vérifications sanguines particulières, réalisées pour découvrir un anticorps spécial appelé facteur rhumatoïde, aident à confirmer l'existence d'une polyarthrite rhumatoïde. Un autre test biologique vise la recherche d'anticorps antinucléaires qui indiquent la présence d'un lupus érythémateux disséminé. Si, à la suite d'un examen radiographique, des épines osseuses sont détectées, des analyses sanguines devront être effectuées pour voir précisément à quelle forme d'arthrite ce symptôme est associé. On peut avoir recours à d'autres analyses sanguines pour vérifier la présence d'autres types d'arthrite tels que la goutte ou l'arthrite ankylosante.

Pour confirmer son diagnostic, le spécialiste fera probablement une ponction pour prélever du liquide synovial (liquide qui lubrifie les articulations) et le faire analyser.

C'est en s'appuyant sur les résultats de l'examen physique, des radiographies et des examens de laboratoire que le médecin éliminera les autres causes possibles des symptômes pour diagnostiquer une maladie arthritique.

Chapitre 5

Un survol des traitements

Nous l'avons déjà dit : il n'existe aucun remède permettant de guérir la maladie. Les traitements actuels consistent à réduire les symptômes en soulageant la douleur ressentie par le patient et en diminuant l'inflammation. Parce que les causes et les symptômes varient avec la forme d'arthrite et selon les personnes, les traitements sont tout aussi différents.

Le premier d'entre eux, valable également dans une perspective de prévention, doit être mis de l'avant dès l'apparition des premières manifestations de l'arthrite. Il s'agit de l'adoption d'un mode vie sain, incluant la pratique de l'activité physique et l'atteinte d'un poids santé. Plusieurs personnes arthritiques sont parvenues à diminuer leurs souffrances en modifiant leurs habitudes de vie en collaboration avec leur médecin. Si la médication se montre indispensable, elle offrira un meilleur soulagement une fois qu'un plan d'action concernant la gestion du poids et un programme d'activité physique seront suivis.

Vient ensuite le traitement médicamenteux. Lors des poussées douloureuses intenses, on aura d'abord recours aux anti-inflammatoires non stéroïdiens. En général, ils aident à diminuer les symptômes propres à l'inflammation, comme la douleur et l'enflure. Mais ces médicaments, surtout les anti-inflammatoires de la famille des coxibs, ont fait les manchettes récemment. Dans ce livre, nous leur consacrons une place importante, car il est utile de remettre les pendules à l'heure dans ce domaine. Après tout, les anti-inflammatoires constituent les médicaments les plus utilisés par les personnes arthritiques.

Si les malaises persistent (les dommages causés par les maladies arthritiques sont irréversibles), il y a d'autres recours. Les progrès de la recherche médicale font en sorte qu'aujourd'hui on puisse agir avant qu'il y ait déformation de l'articulation. En effet, les rhumatologues prescrivent des traitements de fond de plus en plus efficaces qui permettent de ralentir, voire d'arrêter, la progression de plusieurs formes d'arthrite. Ces médicaments antirhumatismaux sont recommandés beaucoup plus tôt que par le passé parce que les bienfaits liés au ralentissement de la destruction articulaire provoquée par l'inflammation dépassent largement les risques d'effets secondaires. Ces médicaments spécifiques, agents de rémission et agents biologiques, agissent directement à la source des processus inflammatoires. Ils se prennent en cures plus ou moins longues et suffisent généralement à permettre de passer une mauvaise période.

Des spécialistes prétendent qu'une multithérapie (traitement avec plusieurs médicaments) prodiguée dès les trois premiers mois permet d'éviter les handicaps graves dans les trois à cinq années suivantes. Mais cette idée ne fait pas l'unanimité. La douleur intense qui résiste aux analgésiques et aux traitements de fond peut être traitée à l'aide de narcotiques. Dans les cas plus sévères, lorsque les médicaments ne font plus effet et que la perte de fonction d'une articulation est importante, le médecin peut suggérer une intervention chirurgicale dans le but de la reconstruire ou de la remplacer.

La médication sera souvent accompagnée d'un travail parallèle avec divers professionnels de la santé (physiothérapeute, ergothérapeute, kinésithérapeute, chiropraticien, massothérapeute, etc.). En effet, les répercussions des maladies rhumatismales sur les activités quotidiennes sont souvent tellement étendues qu'il est nécessaire de mobiliser une équipe multidisciplinaire, de façon à assurer une prise en charge plus efficace. Ces spécialistes jouent un rôle essentiel non seulement pour prévenir l'aggravation de la maladie, mais aussi pour faciliter les tâches routinières. L'ergothérapeute, par exemple, peut aider les gens handicapés par la douleur arthritique en leur donnant des conseils sur la façon de protéger leurs articulations et d'économiser leur énergie. Les patients auront ainsi plus de facilité à réaliser des tâches comme s'habiller, cuisiner, faire le ménage et soulever des objets lourds.

Une diète spécifique, certains produits de santé naturels et la médecine douce sont aussi des voies thérapeutiques qui créent beaucoup d'espoir chez les personnes atteintes d'une forme ou l'autre d'arthrite. Pour le moment, il ne faut pas trop compter sur le corps médical pour appuyer les théories selon lesquelles des aliments, des suppléments ou d'autres produits naturels peuvent soulager l'arthrite, car elles n'ont pas été prouvées scientifiquement.

Sans avoir été soumis à des études scientifiques non contestables, les effets bénéfiques de certains aliments ou produits naturels sont basés sur un savoir empirique. À notre avis, ce n'est pas négligeable. Quoi qu'il en soit, avec la nouvelle réglementation de Santé Canada au sujet des produits de santé naturels, le corps médical devra démontrer une certaine ouverture d'esprit pour reconnaître leurs vertus.

Chapitre 6

L'éducation et le mode de vie

Actuellement, il serait illusoire d'espérer prévenir le développement de l'arthrite. On a vu que l'hérédité, les traumatismes et l'obésité sont les principaux facteurs de risque de cette affection. On comprendra que même en reniant son père et sa mère, on ne peut rien faire contre l'hérédité. Il est aussi impossible de prévoir les traumatismes dont nous pourrions être victimes. Par contre, l'obésité est un facteur de risque que nous pouvons contrôler en faisant de l'activité physique et en adoptant une saine alimentation. C'est d'autant plus intéressant que l'activité physique et certains aliments peuvent contribuer à soulager les symptômes des maladies arthritiques. Autrement dit, si nous ne pouvons empêcher notre corps de vieillir, nous pouvons améliorer la façon dont notre corps vieillit en optant pour un mode de vie sain. Alors, pourquoi s'en priver?

L'éducation

Avant tout, il importe de savoir que l'éducation et la promotion de la santé sont des éléments essentiels d'une approche globale de prise en charge de la maladie. Étant donné que de nombreux types d'arthrite sont mineurs, il faut donc apprendre au patient à utiliser des médicaments en vente libre et des traitements très simples (combinaison de chaleur et de froid, soutien mécanique, repos), et à reconnaître à quel moment des soins médicaux seront requis.

Pour ce qui est de la prévention, il faut éviter de faire les mêmes mouvements pendant de longues périodes de temps. Par contre, si ceux-ci font inévitablement partie du travail ou des loisirs, il faut apprendre à protéger les articulations de ces stress mécaniques en consultant un spécialiste et en suivant un entraînement adéquat.

Il est également important d'agir rapidement à la suite d'un traumatisme. Si une personne a subi un choc à une articulation, il lui faudra des soins médicaux et une rééducation pour éviter des lésions supplémentaires. Il n'est pas toujours nécessaire de voir un médecin, mais il est conseillé de consulter un professionnel de la santé pour apprendre les traitements les plus faciles.

Dans le document intitulé *L'arthrite au Canada*, Santé Canada fait valoir que certaines recherches montrent que l'efficacité des interventions éducatives menées auprès des patients équivaut, dans 20 à 30 % des cas, aux traitements pharmaceutiques pour soulager les douleurs et que, dans 40 % des cas, ces interventions soulagent aussi efficacement les incapacités. Une meilleure éducation axée sur la prise en charge et la prévention des complications des maladies arthritiques devrait donc contribuer à diminuer le nombre de consultations auprès des médecins.

Le poids santé

Des études menées récemment ont démontré qu'une augmentation de poids de 4,5 à 9 kilos tôt à l'âge adulte accentue l'usure du cartilage amortissant les chocs dans les articulations et peut, à la longue, entraîner de graves lésions des articulations. Les personnes ayant un surplus de poids auraient donc tout avantage à perdre les kilos superflus. En surveillant son poids, on peut en effet limiter la charge subie par les articulations et prévenir les lésions aux articulations. Cette mesure devient particulièrement importante pour les personnes qui souffrent déjà d'arthrose, puisque le surplus de poids est un facteur de risque majeur, surtout au niveau des grosses articulations (hanches, genoux, chevilles, pieds). Une perte pondérale, même modeste, est profitable pour atténuer la douleur et peut entraîner ainsi une différence notable dans le niveau d'inconfort que l'on ressent. L'atteinte d'un poids santé est donc un des principaux facteurs liés aux habitudes de vie qui permet de prévenir ou de soulager certaines maladies arthritiques.

Ce qui est motivant pour les personnes, arthritiques ou non, ayant un surplus de poids, c'est qu'en prenant les mesures nécessaires pour atteindre leur poids santé, elles font d'une pierre... plusieurs coups. En effet, en plus de l'arthrite, un adulte obèse risque plus que les autres de souffrir d'une des affections suivantes : hypertension artérielle, diabète de type 2, maladies cardiovasculaires, phlébite, embolie pulmonaire, hypercholestérolémie, insulinorésistance, insomnie, maladies du foie, certains types de cancer, migraine, asthme. Si l'exercice compte parmi les mesures adoptées pour atteindre son poids santé, on se fait doublement de bien. En effet, l'exercice physique constant est un bienfait pour la plupart des gens, car c'est un facteur déterminant pour prévenir et soigner non seulement l'arthrite, mais aussi les autres maladies de l'heure comme les dysfonctionnements cardiovasculaires, l'hypertension, l'ostéoporose, le diabète de type 2, etc.

Ce n'est pas seulement en se regardant dans le miroir que l'on peut savoir si on accuse un excédent de poids. Les personnes qui se croient à la limite et celles qui veulent savoir à quel point elles souffrent d'embonpoint ont deux façons d'en prendre connaissance : en déterminant leur indice de masse corporelle (IMC) et en mesurant leur tour de taille.

L'IMC (ou indice de Quételet) révèle le total de graisse corporelle ; celui-ci devrait se situer entre 18,5 et 25. On calcule l'IMC en divisant le poids en kilogrammes par la taille en mètres, élevée au carré : IMC = poids (kg)/taille (m^2). Par exemple, si on pèse 70 kg et mesure 1,70 m, on devra diviser 70 kg par (1,70 × 1,70), ce qui donne un IMC de 24,22, ce qui n'est pas trop mal.

Voyons maintenant comment interpréter son IMC. Le système canadien de classification du poids définit quatre catégories reliées à l'indice de la masse corporelle : poids insuffisant, poids santé, surplus de poids et obésité. Un IMC inférieur à 18,5 indique un poids insuffisant. Dans ce cas, les articulations portantes sont peut-être épargnées, mais il faut surveiller d'autres problèmes de santé. Un IMC se situant entre 20 et 25 constitue la zone idéale. Par exemple, un individu mesurant 1,73 m et pesant entre 61,2 et 74,8 kg se situe dans cette zone et a ce qu'on appelle un poids santé. Si le résultat se chiffre entre 25 et 29,9, on commence à parler de surcharge pondérale ou de surplus de poids. Bref, la personne fait de l'embonpoint. Les conditions sont alors réunies pour développer des problèmes de santé. À partir d'un indice de la masse corporelle qui se chiffre à 30 et plus, la personne est considérée comme obèse et à plus de 40, il est question d'obésité morbide avec plus de 100 % d'excès de poids.

En général, on considère qu'une personne est obèse à partir du moment où la masse adipeuse dépasse 25 % du poids corporel chez l'homme et 30 % du poids corporel chez la femme. Cette différence s'explique par le fait que le pourcentage de gras est normalement plus élevé chez la femme que chez l'homme.

S'il constitue un élément essentiel pour connaître le nombre de kilos à perdre ou à gagner, l'indice de masse corporelle reste toutefois insuffisant comme seule mesure. En effet, l'IMC ne tient pas compte de la masse musculaire, de l'ossature et de la répartition des graisses. Par contre, une personne peut présenter un IMC de 30 sans pour autant souffrir d'obésité. C'est le cas de beaucoup d'athlètes, comme les culturistes, dont le surplus de poids est dû à la croissance de la masse musculaire et non à l'augmentation de la masse adipeuse. On aura compris que les femmes enceintes ou qui allaitent ne doivent pas se fier au calcul de l'indice de masse corporelle. Notons aussi que l'IMC est à considérer seulement pour les adultes.

Une façon additionnelle de savoir si on accuse un surplus de poids, et pour valider du même coup la valeur de l'IMC obtenu, consiste à mesurer le tour de taille (la circonférence abdominale) et à le diviser par le tour de hanches. Ces mesures sont effectuées à l'aide d'un simple ruban à mesurer. Pour le tour de hanches, c'est élémentaire. Quant au tour de taille, il se mesure sur la partie la plus étroite du torse, située à mi-chemin entre la section inférieure des côtes et la partie supérieure de l'os pelvien. La mesure doit être prise à la fin d'une expiration normale. Si le résultat de la division de la circonférence abdominale par le tour de hanches est supérieur à 1 pour les hommes et de plus de 0,8 pour les femmes, on estime que les risques pour la santé sont plus grands. Enfin, on peut aussi prévoir des problèmes quand le tour de taille est de 102 cm ou plus chez les hommes et de 88 cm ou plus chez les femmes. Il est à noter que ces chiffres sont valides tant pour les petites que pour les grandes personnes.

Donc, un homme dont l'indice de masse corporelle est plus élevé que 25 et dont le tour de taille est supérieur à 102 cm, court des risques accrus de voir sa santé se détériorer.

Malheureusement, il n'existe aucune formule magique, ni aucune thérapie miracle, ni aucun moyen simple d'aider les individus à perdre du poids. La seule méthode disponible pour perdre du poids de façon saine consiste à faire un minimum d'efforts, soit adopter une alimentation saine et faire de l'activité physique plusieurs fois par semaine.

L'activité physique

Les spécialistes de la santé voient de plus en plus l'activité physique non seulement comme un moyen de prévenir les problèmes de santé, mais surtout comme un moyen de les traiter. C'est dans cet esprit que l'activité physique, quelle que soit la forme, doit être considérée comme une partie essentielle du traitement de l'arthrite. Utilisé judicieusement, un programme d'exercices réguliers atténuera les symptômes, préviendra l'engourdissement causé par l'immobilité et permettra de maintenir un niveau d'énergie satisfaisant ainsi qu'un bon tonus tout en préservant la force et la souplesse des muscles et des articulations. En outre, l'exercice contribue à améliorer le métabolisme des glucides. On estime que l'activité physique, pratiquée sur une base continuelle, permet aux personnes arthritiques de réduire du tiers le risque de souffrir de limitations fonctionnelles dans l'accomplissement des tâches de la vie courante. Enfin, ce qui est loin d'être négligeable, l'exercice a un effet analgésique, car il entraîne la libération d'endorphines dans l'organisme.

Il existe trois types d'exercices : les exercices d'amplitude des mouvements, les exercices de musculation et les exercices aérobiques. Chacun d'eux est utile aux personnes souffrant d'arthrite.

Les exercices d'amplitude des mouvements comme les étirements (*stretching*) et la danse aident à maintenir la motricité et la flexibilité des articulations, tout en diminuant les raideurs. Quant aux exercices de musculation, ils aident à maintenir ou à développer la masse musculaire des articulations, ce qui les empêche de trop s'abîmer. Une bonne musculature est un bon obstacle à l'évolution de l'arthrose. De plus, des muscles forts maintiennent les articulations bien alignées. Enfin, les activités aérobiques comme la marche, la bicyclette, la bicyclette stationnaire et la natation améliorent la condition cardiovasculaire, augmentent le niveau d'énergie et aident à conserver ou à atteindre un poids santé, ce qui épargne les articulations.

Plusieurs exercices sont possibles. On favorisera les activités prolongées, sans impact et d'intensité faible à modérée. Il est suggéré de combiner les différents types d'exercices pour profiter des avantages de chacun et d'y aller progressivement. Parmi tous les exercices, l'aquaforme, qu'on appelle aussi aquagymnastique, est particulièrement recommandée à ceux qui souffrent davantage. C'est que les exercices effectués dans l'eau sont plus faciles parce que l'eau supporte les articulations. Conséquemment, les pressions exercées sur les articulations sont moins fortes.

En ce qui concerne la fréquence des activités physiques, on préconisait auparavant trois ou quatre séances vigoureuses de 45 à 60 minutes par semaine. Maintenant, on met l'accent sur l'activité physique quotidienne, d'une durée de 30 à 45 minutes. On croit qu'il s'agit d'un objectif plus réaliste parce qu'il exige moins de ressources et une modification moins radicale des habitudes de vie.

Les personnes qui trouvent trop exigeant de faire 30 minutes d'activité modérée par jour seront sans doute heureuses d'apprendre que cette période peut être fractionnée sans en diminuer les bienfaits. Par exemple, on peut marcher 10 minutes le matin, nager 10 minutes l'après-midi et faire une autre petite marche de 10 minutes en soirée et voilà, le tour est joué.

Toute période d'activité devra être précédée d'une période de réchauffement et se terminer par une période d'étirement.

Au besoin, il faudra reposer les articulations affectées lors d'épisodes inflammatoires aigus caractérisés par de la chaleur et de la rougeur articulaire. De fréquentes périodes de repos pourront être introduites dans le programme. Il est important de viser l'équilibre entre les périodes de repos et d'activité en «écoutant» son corps. Cependant, il ne faut pas s'alarmer pour rien. En effet, il est courant de ressentir une douleur s'il y a longtemps que l'on n'a pas fait d'exercices. Il s'agit d'une algie normale qui émane des muscles non habitués à être étirés. En fait, la fatigue et la douleur sont de bons indicateurs et lorsqu'elles se manifestent, il vaut mieux prendre le temps de relaxer. Toutefois, si la pause est trop longue, les raideurs aux articulations et aux muscles peuvent apparaître.

Cependant, si des douleurs intenses et localisées apparaissent environ deux heures après la période d'exercices ou si les articulations sont plus enflées et restent endolories pendant des heures, il faudra réévaluer le programme d'exercices. Aussi, une fatigue inhabituelle ou une perte de flexibilité sont des signes que les activités ne conviennent pas et doivent être modifiées.

À ce sujet, la conception d'un programme d'exercices par un professionnel de la santé qualifié comme un médecin, un kinésithérapeute, un ergothérapeute ou un physiothérapeute est recommandée. Entre autres, la physiothérapie est depuis longtemps une méthode efficace pour traiter les symptômes de l'arthrite. Le physiothérapeute prescrit alors des exercices pour des problèmes articulaires spécifiques qui permettent d'accroître la force, de réduire l'enflure et d'améliorer l'état fonctionnel.

Le problème avec l'activité physique, c'est que les symptômes tels que la douleur, la raideur et la fatigue découragent souvent les personnes atteintes d'arthrite d'en faire par crainte d'aggraver leur cas. Il faut les rassurer. Dans les conditions mentionnées précédemment, les exercices ne représentent aucun danger. Au contraire, c'est l'inactivité qui risque davantage d'aggraver les problèmes liés à l'arthrite, d'entraîner des problèmes fonctionnels, comme provoquer la contraction des muscles, ce qui a pour effet de les affaiblir et ainsi causer des spasmes et de la raideur.

La motivation

La motivation est l'élément clé pour suivre régulièrement un programme d'activités physiques. Certains préfèrent s'entraîner seuls, à leur rythme ; d'autres seront plus motivés s'ils sont en groupe. Dans les deux cas, il importe de créer les conditions idéales pour éprouver un sentiment de joie en faisant de l'activité physique à intervalles réguliers. Choisir des exercices qui procurent du plaisir favorise en effet la persévérance. Alors, qu'on s'entraîne seul ou en groupe, le fait de se concentrer sur l'aspect agréable de l'expérience et d'apprécier l'activité physique pour ce qu'elle apporte – meilleure humeur, meilleure forme, détente, etc. – aide beaucoup à la motivation.

Quant aux personnes incapables de s'astreindre à un programme d'exercices, celles-ci peuvent s'adonner à la danse-thérapie qui convient aux gens de tout âge et de toute condition. Supervisée par éducateur compétent, elle peut soulager les tensions physiques et la douleur chronique.

Peu importe la nature de l'activité physique, les personnes arthritiques ne doivent pas en faire trop ou se laisser entraîner par les autres à en faire trop. L'important est de se lancer des défis qui sont à sa portée.

Une alimentation saine

On a vu que l'excès de poids pèse sur les articulations et les rend plus douloureuses. L'atteinte d'un poids santé est, par conséquent, un excellent moyen de soulager ses symptômes. En associant une alimentation saine à l'activité physique, on obtient de meilleures chances de réduire, voire d'éliminer, la surcharge pondérale. Quand on parle d'alimentation saine, il faut comprendre une alimentation équilibrée contenant peu de gras et faible en calories. Mais il y a plus. Certains aliments peuvent également apporter un soulagement des symptômes de l'arthrite.

Précisons tout de suite que, selon les scientifiques, aucune diète miracle promettant de soulager les maladies arthritiques (sauf la goutte) n'a fait ses preuves. Aucune plante, prise seule ou en association avec d'autres, ne peut guérir l'arthrite et il n'existe aucune preuve médicale confirmant qu'un manque de vitamines ou de minéraux soit à l'origine de toute forme d'arthrite. Bref, on ne peut pas vraiment dire qu'il y a des aliments qui provoquent ou qui préviennent les maladies arthritiques, car aucune étude scientifique n'existe pour le prouver. Le meilleur conseil est d'avoir une alimentation saine et équilibrée comme le *Guide alimentaire canadien pour manger sainement* le recommande.

Plusieurs régimes et cures naturelles ont pourtant été imaginés et proposés comme traitement contre l'arthrite. En se basant sur des connaissances empiriques, on sait que certains aliments sont reconnus pour apporter un soulagement des symptômes de l'arthrite et que d'autres peuvent les empirer. Quoi qu'il en soit, certaines personnes arthritiques se disent allergiques à des aliments spécifiques. Ces réactions allergiques peuvent se produire dans les articulations, ce qui provoque une détérioration des conditions arthritiques.

Il y a une variété de conditions arthritiques et il y a autant d'aliments qui peuvent soulager les malaises ou les empirer. De plus, chaque personne arthritique réagit différemment, selon sa sensibilité personnelle, aux aliments qu'elle consomme. C'est dire qu'il y a beaucoup de facteurs à considérer quant à ces régimes soi-disant curatifs et chaque facteur peut s'appliquer autrement à chaque individu.

À privilégier

Les produits les plus documentés et probablement les plus utiles pour combattre les états inflammatoires de l'arthrite sont les acides gras essentiels ; ceux-ci se trouvent notamment dans l'huile de graines de lin et dans l'huile de poisson. Ces huiles sont des sources d'acides gras oméga-3 qui agissent directement sur le site de l'inflammation en augmentant le médiateur anti-inflammatoire. En outre, les huiles de poisson ne causent pas d'interaction avec les autres médicaments utilisés pour traiter l'arthrite. Les poissons gras comme le saumon, le thon, le maquereau et les sardines sont riches en acides gras oméga-3. Ce sont des anti-inflammatoires reconnus qui devraient être consommés au moins trois fois par semaine par les personnes arthritiques.

Les huiles monoinsaturées comme l'huile d'olive aident aussi à diminuer les inflammations. Les légumes verts et orange, riches en bêta-carotène et en vitamine C, sont recommandés à raison de deux portions par jour. Les jus de légumes (carotte, céleri ou betterave) sont particulièrement bénéfiques parce qu'ils reminéralisent le corps. Le céleri et la carotte sont des légumes particulièrement importants en raison de leur haute teneur en sodium organique qui neutralise l'acide. Les pamplemousses et les autres agrumes sont également à privilégier, car ils renferment des substances anti-inflammatoires et rehaussent l'effet de la vitamine C. Il est donc suggéré aux personnes qui souffrent d'arthrite de consommer un agrume par jour.

Même si la documentation scientifique n'est pas encore très riche à ce sujet, plusieurs vantent les effets bénéfiques des antioxydants à titre de complément de traitement dans les cas d'arthrose. Puisque l'arthrose est une maladie dégénérative, la présence de dommages dus aux radicaux libres est indéniable. D'ailleurs, plusieurs plantes anti-inflammatoires, comme le curcuma, ont une action antioxydante notable. Les amateurs de thé noir ou vert qui laissent leur thé infuser pendant au moins cinq minutes boivent de précieux antioxydants qui réduisent les effets de l'arthrite. Les noix et les graines renferment aussi des gras monoinsaturés et des antioxydants.

Le zinc agit dans le bon fonctionnement du système immunitaire. Les aliments qui en contiennent le plus sont les légumineuses, les huîtres, le germe de blé, le blé entier et les produits laitiers.

Le gingembre est utilisé depuis des millénaires en Inde pour traiter diverses affections rhumatismales, dont l'arthrite. La dose recommandée est de 5 g de gingembre frais ou de 0,5 g de gingembre en poudre (l'équivalent d'un tiers de cuillerée à thé) à raison d'une à deux fois par jour. Il peut être incorporé à la nourriture lors de la cuisson. Le curcuma et le clou de girofle auraient les mêmes vertus que le gingembre.

Le régime végétarien, et plus particulièrement le régime végétaliste (sans aucun produit d'origine animale, qu'il s'agisse de poisson, d'œufs, de lait ou de viande), est reconnu pour apporter un soulagement de la douleur occasionnée par les maladies arthritiques.

À éviter

Si certains privilégient le régime végétarien ou végétalien, c'est sans doute que les graisses animales sont reconnues pour aggraver l'arthrite de type rhumatoïde. Les viandes transformées industriellement (les viandes fumées et salées telles que le bacon, le jambon, les saucisses fumées et les autres charcuteries) sont aussi à éviter, car elles contiennent des agents de conservation, des substances chimiques et des acides gras saturés qui peuvent provoquer des réactions allergiques de type arthritique et stimuler les réactions inflammatoires.

En ce qui concerne plus particulièrement les personnes qui souffrent de la goutte, elles devraient éviter les purines, des substances dérivées de la dégradation de certaines protéines. Celles-ci sont responsables de la formation de cristaux d'acide urique au niveau des articulations. Diminuer ou s'abstenir de consommer des aliments très riches en purines – les abats (cervelle, cœur, foie, ris de veau, rognons), les anchois, les crevettes, le gibier, le hareng, le maquereau, les pétoncles, les sardines et les sauces brunes – pourrait suffire à diminuer les crises aiguës de goutte.

D'autres aliments contribuent à aggraver les symptômes de l'arthrite. Il semble bel et bien que les fruits citrins, le blé, le maïs, l'avoine, le seigle, le soja, le lait, le chocolat, les œufs, l'alcool, le fromage, la tomate, le café, le sucre de canne, les boissons gazeuses, les produits raffinés, les épices et les huiles végétales riches en acides gras oméga-6 comme les huiles de maïs, de carthame et de tournesol sont à soustraire de l'alimentation de certaines personnes souffrant de l'une ou l'autre des formes d'arthrite.

Les médicaments et les aliments

Il ne faut cependant pas adopter un régime alimentaire trop sévère sans en connaître les conséquences. Par exemple, en ne remplaçant pas les viandes par des équivalents, cela peut, pour certaines personnes, contribuer à une détérioration de leur état de santé à cause d'une carence en protéines ou en d'autres nutriments.

Par ailleurs, il faut savoir que les médicaments peuvent avoir un impact sur l'état nutritionnel. Par exemple, pour un type de remède, il est possible que l'on doive modifier son alimentation pour l'enrichir en protéines, en calcium, en potassium ou en fibres alimentaires. Là encore, il est bon d'en parler à son médecin, sinon à une diététicienne ou à une nutritionniste.

Chapitre 7

Les médicaments

Il n'existe pas de mode d'emploi pour guérir une maladie aussi complexe que l'arthrite. Si les symptômes ne diminuent pas de façon notable en changeant son mode de vie, le recours à des médicaments sera alors envisagé. Les personnes arthritiques disposent d'un vaste éventail de médicaments destinés à soulager les douleurs, à préserver les articulations, à améliorer la mobilité et à limiter la progression de la maladie afin de leur permettre de poursuivre une vie active. Sans traitement efficace, l'arthrite peut entraîner la destruction des articulations et causer des invalidités de longue durée.

Les médicaments actuellement employés pour le traitement de l'arthrite comprennent une grande variété de calmants et d'anti-inflammatoires: les anti-inflammatoires non stéroïdiens, les corticostéroïdes à faible dose, les antirhumatismaux modifiant l'évolution de la maladie et les nouveaux modificateurs de la réponse biologique.

Les anti-inflammatoires non stéroïdiens

L'acétaminophène (Tylenol et Atasol) est un médicament efficace pour lutter contre la douleur arthritique légère à modérée lorsqu'il n'existe pas d'inflammation (absence de rougeur et de chaleur articulaire). C'est un analgésique simple qui n'a pas de propriétés anti-inflammatoires et qui est bien toléré par le système digestif. L'effet antalgique de l'acétaminophène se fait sentir au bout de 30 minutes et agit environ quatre heures. C'est pourquoi il est préférable de le prendre à heures fixes, par exemple à 8 heures, à midi, à 17 heures et à 22 heures. Le pharmacien ou le médecin proposera la dose qui convient à l'état du malade.

Lorsque les patients répondent mal à l'acétaminophène ou quand l'affection est plus avancée et qu'il y a présence de signes d'inflammation tels que des rougeurs et de la chaleur, des médicaments anti-inflammatoires non stéroïdiens (AINS) seront probablement plus efficaces. Le premier AINS a été commercialisé au Canada dans les années 50. Depuis, beaucoup d'arthritiques en font un usage régulier. En 1998, seulement au Québec, plus de 220 000 ordonnances d'AINS ont été délivrées pour des personnes ayant reçu un diagnostic de maladie musculosquelettique. Ces médicaments, offerts dans une grande variété, permettent de diminuer temporairement l'inflammation. Ce faisant, ils apaisent les douleurs arthritiques et assurent une plus grande liberté et une meilleure flexibilité dans les mouvements.

La plupart du temps, on prescrit ou on recommande les anti-inflammatoires non stéroïdiens qui peuvent être utilisés par voie générale (orale, rectale ou injectable) ou par voie locale (crème, pommade, etc.). Ce sont tous des médicaments d'ordonnance, sauf pour l'ibuprofène (Advil et Motrin) qui est en vente libre et qui soulage à court terme la douleur et la fièvre, et ils se divisent en deux : les anti-inflammatoires non stéroïdiens classiques et les anti-inflammatoires non stéroïdiens de la classe des coxibs.

Les anti-inflammatoires non stéroïdiens traditionnels, ou de la première génération, représentent une classe très vaste qui inclut l'acide acétylsalicylique (Aspirine et Anacin), l'ibuprofène (Advil et Motrin), le naproxène (Naprosyn), l'indométhacine (Indocid), le kétoprofène (Orudis), le nabumétone (Relafen), le diclofénac (Voltaren), le flurbiprofène (Ansaid), l'étodolac (Ultradol) et plusieurs autres. Ceux-ci comptent parmi les médicaments les plus utilisés dans le monde. Leur usage est largement répandu auprès des personnes arthritiques ; en fait, ils constituent le traitement de base de cette maladie.

Les anti-inflammatoires non stéroïdiens de la deuxième génération font partie de la classe des coxibs et sont commercialisés au Canada depuis 1998. On y trouve le Vioxx (rofecoxib), le Celebrex (celecoxib), le Bextra (valdécoxib) et le Mobicox (meloxicam). Ce dernier fait officiellement partie de la classe des oxicams, mais il est considéré aussi comme un inhibiteur sélectif de la cyclo-oxygénase 2. Plus sélectifs dans leur action, les coxibs ont une efficacité comparable aux plus hautes doses d'AINS traditionnels avec un risque moindre d'effets secondaires gastro-intestinaux graves.

Le mode d'action et les effets des AINS

Il est intéressant de connaître le mode d'action des anti-inflammatoires non stéroïdiens classiques et des derniers-nés de la même famille, puisque cela nous permet de comprendre comment ces médicaments nous font du bien... et comment ils peuvent aussi nous causer du tort.

Toutes les molécules des anti-inflammatoires non stéroïdiens ont à peu près le même mode d'action. Elles agissent en bloquant l'action des cyclo-oxygénases (COX), des enzymes qui interviennent dans la fabrication des prostaglandines. Ces dernières représentent les substances naturelles qui sont en partie responsables des phénomènes d'inflammation, de la douleur et de la fièvre, mais aussi de l'agrégation des plaquettes sanguines et de la protection de la muqueuse de l'estomac.

Les cyclo-oxygénases (COX) existent sous plusieurs formes, dont la COX-1 et la COX-2. Chacune a ses spécificités. La COX-1 joue plusieurs rôles importants dans l'organisme, dont la protection de la muqueuse gastrique, l'agrégation plaquettaire et la régulation hémodynamique (les mouvements et la répartition de la masse sanguine) rénale. Pour sa part, la COX-2 est mise en cause dans le processus inflammatoire. Elle est donc responsable des douleurs, des rougeurs, des œdèmes et de la fièvre.

Les anti-inflammatoires non stéroïdiens agissent donc en bloquant deux voies cellulaires cyclo-oxygénases. Le problème, c'est que les anti-inflammatoires classiques ne sont pas sélectifs et combattent de la même manière à la fois les COX-1 et les COX-2. On reconnaît toutefois qu'il existe une fluctuation importante dans leur sélectivité de la COX. En provoquant le blocage des deux COX, les anti-inflammatoires entraînent une baisse des quantités de prostaglandines. De cette façon, ils atténuent certes la douleur par leur action anti-inflammatoire et la fièvre par leur action fébrifuge, mais ils exposent en même temps le patient à des effets digestifs indésirables en annulant presque la protection de l'estomac.

Il y a alors un risque de toxicité gastro-intestinale qui se manifeste habituellement par des nausées, une digestion pénible et des douleurs abdominales. Moins fréquemment, les complications au niveau du tractus gastro-intestinal peuvent se traduire par l'ulcère gastroduodénal qui peut occasionner des obstructions, des perforations et des hémorragies gastriques. Jusqu'à 20 % des utilisateurs persistants d'AINS développeront un ou des ulcères à un moment ou à un autre de leur vie.

Les personnes qui ressentent des maux d'estomac devraient commencer par réduire leur consommation de caféine, d'alcool et de nicotine. On leur recommande aussi de prendre leur médicament en mangeant ou en buvant de l'eau. Si les maux persistent, des médicaments d'ordonnance pour protéger l'estomac et l'intestin pourront être prescrits. Entre autres, il est possible de traiter l'ulcération et autres symptômes gastriques chez les patients prenant des AINS par l'utilisation simultanée des antiacides ou des antagonistes des récepteurs H2 de l'histamine. Ces agents ne peuvent cependant pas protéger les patients contre les réactions gastro-intestinales graves. On a par ailleurs démontré que le misoprostol, une prostaglandine de synthèse, réduisait de 40 % les complications dangereuses dues aux AINS et, chez les sujets présentant des facteurs de risque, cette réduction était encore plus manifeste. Les inhibiteurs de la pompe à protons représentent également une stratégie efficace dans le traitement et la prévention des atteintes gastroduodénales provoquées par les anti-inflammatoires non stéroïdiens.

Voici une mauvaise nouvelle : on vient de découvrir qu'outre les problèmes de toxicité gastro-intestinale, les anti-inflammatoires de la première génération ne sont peut-être pas aussi inoffensifs que l'on pense en ce qui concerne les risques de crise cardiaque et d'accident vasculaire cérébral (voir la rubrique « Le Groupe consultatif d'experts » à la page 90).

Les coxcibs

Une nouvelle classe d'AINS est apparue dans le but d'offrir un traitement ayant le même potentiel analgésique et anti-inflammatoire que les AINS traditionnels par l'inhibition de la COX-2, mais sans entraîner les effets néfastes (troubles gastro-intestinaux) causés par l'inhibition de la COX-1. Cette deuxième génération d'anti-inflammatoires se lie sélectivement à la COX-2 et, aux doses recommandées, n'agit pas sur la COX-1. Voilà pourquoi on a appelé ces nouveaux AINS les inhibiteurs sélectifs de la cyclo-oxygénase 2 (COX-2), ou coxibs.

Ce type d'anti-inflammatoires ne bloque pas l'action de protection contre les acides gastriques. Ils sont donc censés générer moins de cas de troubles gastriques et d'ulcères de l'estomac ou du duodénum que les anti-inflammatoires non stéroïdiens traditionnels qui ne sont pas sélectifs. C'est sur la foi de ces données que la commercialisation des inhibiteurs sélectifs de la COX-2 fut autorisée au Canada en 1999. Étant donné cet avantage, ils n'ont pas tardé à se retrouver parmi les médicaments d'ordonnance les plus souvent prescrits au Canada. D'ailleurs, les ventes de Vioxx, qui fait partie de cette classe de médicaments, aux États-Unis seulement se chiffraient à 2,5 milliards de dollars en 2004.

Toutefois, comme on le verra plus loin, cette popularité sera de courte durée.

La prednisone

Dans les cas graves, il arrive que l'on prescrive un anti-inflammatoire stéroïdien ; la plupart du temps, il s'agira de la prednisone.

Les crèmes et les lotions

Certaines crèmes médicamenteuses et lotions à friction ont un certain effet anti-inflammatoire. La capsaïcine, le principe actif du piment de Cayenne, en usage topique est un complément utile dans les cas de polyarthrite rhumatoïde et d'arthrose. Elle procure une sensation de chaleur qui peut améliorer la souplesse et diminue la douleur. Ces onguents peuvent renfermer de 0,025 % à 0,075 % de capsaïcine. Il faut appliquer la crème en massant toute l'articulation touchée de trois à quatre fois par jour. L'efficacité du traitement dépend en grande partie de sa régularité. Les crèmes contenant du salicylate de méthyle peuvent aussi apporter un apaisement temporaire. Souvent, l'effet thérapeutique du produit se fait pleinement sentir après quelques jours, voire de deux à quatre semaines, de traitement. Certaines personnes ne ressentent toutefois aucun soulagement.

Il arrive que le patient éprouve une sensation de brûlure ou de picotement au début du traitement. Ces effets indésirables, qui ne devraient causer aucune lésion réelle, disparaissent habituellement après quelques jours. Si cette sensation persiste ou si des réactions cutanées importantes apparaissent, il faut interrompre les applications. L'utilisation d'un onguent contenant 0,075 % de capsaïcine peut provoquer la toux. Comme la substance irritante est peu soluble dans l'eau, du savon ou un peu de vinaigre sont nécessaires pour nettoyer la peau quand on se lave les mains après le traitement.

Le diclofenac topique (Pennsaid) est aussi un médicament qui peut soulager les douleurs arthritiques. Il est surtout prescrit aux personnes atteintes d'arthrose du genou. Il s'agit de gouttes, qu'on applique une dizaine à la fois, quatre fois par jour, sur toute l'articulation du genou. Ce liquide peut assécher la peau et causer une irritation mineure.

Les agents de rémission

De récentes découvertes ont conduit à l'utilisation de médicaments antirhumatismaux atténuant la maladie (MARAM), appelés aussi antirhumatismaux modifiant l'évolution de la maladie (AMEM). Le méthotrexate et les sels d'or, par exemple, en sont. Ces agents de rémission, qu'on désigne également comme des médicaments antirhumatismaux de fond, changent le cours naturel de plusieurs formes d'arthrite en prévenant les dommages aux articulations et l'invalidité. Autrement dit, les antirhumatismaux modifiant l'évolution de la maladie sont prescrits essentiellement pour empêcher la progression de la maladie, plutôt que pour traiter les symptômes eux-mêmes. Quelques-uns sont employés pour traiter certaines formes

spécifiques de l'arthrite comme le lupus ou la spondylite ankylosante, mais la plupart sont utilisés contre la polyarthrite rhumatoïde.

Au début, ce type de traitement était réservé pour les cas
graves. Aujourd'hui, il est considéré comme moins toxique
qu'auparavant et on le prescrit généralement assez tôt pour
éviter la détérioration des articulations et autres tissus. Dans
ce contexte, l'expression «assez tôt» veut dire après environ
six semaines d'inflammation continue malgré l'utilisation
d'anti-inflammatoires. Les agents de rémission se prennent de
différentes façons, quotidiennement ou hebdomadairement,
en comprimés ou par injections. Étant donné qu'ils n'agissent
pas sur la douleur immédiate et que leurs effets bénéfiques
prennent des semaines ou des mois avant d'être ressentis
(l'interruption des processus inflammatoires peut prendre un
certain temps), plusieurs patients seront tentés de les aban-
donner. Il faut résister à cette tentation et en parler plutôt
avec un pharmacien ou un médecin.

Le méthotrexate (Rheumatrex) est normalement le premier
choix prescrit, mais on trouve aussi dans cette classe les médicaments suivants : Imuran, Neoral, Plaquenil, Aralen, Arava,
Myochrysine, Salazopyrine et les sels d'or. Le méthotrexate
est probablement l'agent de rémission le plus efficace dans le
contrôle de la polyarthrite rhumatoïde, de l'arthrite psoriasique
et d'autres formes d'arthrite. On y ajoute souvent de l'acide
folique qui diminue certains effets secondaires comme la toxicité au niveau du foie et les ulcères buccaux. On le prend donc
en combinaison avec un anti-inflammatoire traditionnel, le
naproxène. Le méthotrexate, comme le plaquenil, est un agent
de rémission qui se prend hebdomadairement, soit en comprimés, soit en injections. Il faut éviter l'alcool, car il augmente les
risques de toxicité au niveau du foie. On assure un suivi régulier par des prises de sang à la recherche d'effets secondaires
sur les cellules du sang, les plaquettes et les enzymes du foie.

Il existe d'autres effets secondaires, mais ils sont plus rares. On peut combiner le méthotrexate au plaquenil et à d'autres agents.

Parmi les autres agents de rémission, le leflunomide (Arava) est jugé aussi efficace que le méthotrexate. Ce médicament est le plus souvent prescrit quand le méthotrexate est contre-indiqué. Son délai d'action est aussi rapide que celui du métho-trexate (de deux à six semaines, quelquefois un peu plus). La sul-fasalazine (Salazopyrine), dont l'efficacité est comparable aux sels d'or, et l'hydroxychloroquine (Plaquenil) sont aussi fré-quemment utilisées. Notons que ce dernier est aussi prescrit à titre préventif contre la malaria. S'il n'y a pas de progrès im-portants avec ces médicaments pris seuls, on préconisera l'ajout d'un second agent de rémission.

Ces médicaments sont peut-être efficaces pour modifier le cours naturel de la maladie, mais dans certains cas, les effets indésirables devront être pris sérieux. Par exemple, on recommandera aux patients qui prennent de l'hydroxychlo-roquine de porter des lunettes fumées pour prévenir des pro-blèmes aux yeux. On conseillera à ceux qui prennent de la sulfasalazine de se protéger contre le soleil à cause d'un risque de photosensibilité. Un examen visuel est d'ailleurs recom-mandé tous les 12 mois. Dernier exemple, les personnes qui se font prescrire du méthotrexate devront subir régulièrement des tests sanguins et éviter l'alcool et l'aspirine.

Enfin, dans la catégorie des agents de rémission, on compte aussi les sels d'or administrés par injection ou par voie orale. L'utilisation thérapeutique des sels d'or existe depuis très long-temps pour traiter l'arthrite. La thérapie à l'or injectable (l'auro-thiomalate et l'aurothioglucose), à raison d'une injection par semaine, pendant 20 à 22 semaines, semble très efficace pour améliorer l'état général des patients atteints de polyarthrite rhumatoïde. Chez certaines personnes, ce traitement élimine complètement les symptômes. L'auranofine est un composé d'or que l'on prend en comprimés. Il agirait moins efficacement que le traitement par injection, mais il entraîne quand même des améliorations, sans pour autant réduire l'enflure des articulations. Les effets indésirables du traitement par voie buccale (troubles gastro-intestinaux, éruptions cutanées, problèmes rénaux, etc.) sont plus nombreux que les sels d'or administrés par injection (qui ont des effets sur la peau et les muqueuses).

Les coûts et les dangers associés à l'injection d'un métal lourd comme l'or ont incité des médecins à se demander si l'interruption du traitement s'accompagnerait nécessairement d'une réapparition des symptômes. Dans le cadre d'une étude d'envergure nationale financée par la Société canadienne d'arthrite (en cours en avril 2005), des personnes atteintes de cette affection participent à des essais pour connaître les conséquences de l'arrêt de l'aurothérapie.

Les agents immunosuppresseurs

Les agents immunosuppresseurs comme l'azathioprime, la cyclosporine et le cyclophosphamide pouvant maîtriser la maladie sont prescrits quand les patients sont réfractaires aux autres traitements ou qu'ils ne peuvent les tolérer.

Les agents immunosuppresseurs peuvent provoquer des effets secondaires assez pénibles et certains d'entre eux présentent un potentiel important d'interactions médicamenteuses. Ils diminuent la réponse immunitaire, mais augmentent le danger d'infection, comme ils peuvent influer sur la formule sanguine et les fonctions de certains organes tels que le foie et les reins. On doit donc assurer un suivi de laboratoire rigoureux, adapté aux risques liés à chacun des produits. Normalement, le médecin explique ces risques au malade avant de lui administrer un tel médicament.

Les agents biologiques

La génération des agents biologiques (traitement effectué au moyen de cultures d'organismes vivants ou de substances provenant de ces organismes) est apparue sur le marché il y a environ six ans. Ces nouveaux médicaments, surtout employés contre la polyarthrite rhumatoïde modérément à fortement évolutive et les autres formes d'arthrite d'origine auto-immunitaire, sont prescrits à ceux qui ne répondent pas de façon satisfaisante à au moins un agent modificateur de la maladie (agent de rémission).

L'efficacité de ces agents biologiques ou modificateurs de la réponse biologique est aujourd'hui reconnue. Avec ces médicaments, la maladie cesse de progresser chez la plupart des malades ; ceux-ci se sentent mieux et éprouvent moins de symptômes douloureux. Plusieurs d'entre eux ont pu recommencer à travailler ou à pratiquer des activités. Bref, les patients retrouvent une vie à peu près normale.

Ces agents biologiques sont l'infliximab (Remicade), l'étanercept (Enbrel), l'adalimumab (Humira) et l'anakinra (Kineret), quatre médicaments mis au point par quatre fabricants différents. Humira, le dernier-né des agents biologiques, est approuvé dans 41 pays, dont le Canada, les États-Unis et les pays de l'Union européenne.

On a vu précédemment que plusieurs formes d'arthrite, comme la polyarthrite rhumatoïde, sont d'origine auto-immunitaire, c'est-à-dire que le système produit une trop grande quantité de molécules (cytokines) inflammatoires qui s'attaquent aux articulations. Ces cytokines inflammatoires, et plus particulièrement le facteur de nécrose tumorale alpha (TNF-alpha), se retrouvent en grande quantité dans le liquide synovial (servant à lubrifier les articulations) et déclenchent une réaction en chaîne dans le corps humain qui cause l'inflammation, la douleur et la détérioration des articulations.

Les agents biologiques se fixent au TNF-alpha pour bloquer la réaction en chaîne, d'où le soulagement de la douleur, la diminution de l'inflammation articulaire et, dans certains cas, l'arrêt de la progression de l'arthrite.

L'infliximab, l'étanercept et l'adalimumab s'opposent au facteur de nécrose tumorale alpha, tandis que l'anakinra agit sur une autre substance activant l'inflammation, l'Interleukine-1.

Les avantages thérapeutiques des agents biologiques sont leur commodité d'administration ; on les prend à domicile (les patients qui le peuvent), ce qui évite de devoir rendre visite à son médecin. Le médicament se prend par injection sous-cutanée (sous la peau) toutes les deux semaines pour l'Humira, toutes les quatre à huit semaines pour le Remicade et une ou deux fois par semaine pour l'Enbrel. L'Humira est offert dans une seringue préremplie (une dose unique de 40 mg ; c'est d'ailleurs la posologie recommandée) conçue spécialement à l'intention des malades dont la dextérité manuelle peut être limitée car il n'y a aucun mélange, ni aucune mesure, ni aucun remplissage. Le Remicade se donne sous forme d'intraveineuse, d'une durée de 60 à 90 minutes. Les deux premières doses sont bonnes pour deux semaines, puis les injections sont faites tous les deux mois.

L'anakinra (Kineret) est aussi offert dans des seringues préremplies à usage unique, mais il faut se donner une injection chaque jour et les effets indésirables sont nombreux. Sans compter son prix exorbitant : plus de 1 000 $ pour 28 seringues. Bref, il n'est pas beaucoup utilisé.

L'Humira et l'Enbrel peuvent être employés seuls ou en association avec le méthotrexate ou tout autre agent de rémission employé pour traiter la polyarthrite rhumatoïde. Le Remicade est approuvé en combinaison avec le méthotrexate. Le délai d'action de ces médicaments varie selon les individus. Quelques patients constateront des résultats dès la deuxième semaine d'utilisation, mais d'ordinaire, le plein effet se fait sentir après trois mois.

En général, les agents biologiques, sauf peut-être l'anakinra, sont bien tolérés. Les effets secondaires suivants peuvent survenir (le plus souvent après la première dose) : réactions durant l'injection, réaction au site d'injection, douleur abdominale, maux de tête, nausées, éruption cutanée, ulcères buccaux, infections urinaires, infections des voies respiratoires supérieures. Toutefois, ils sont généralement doux et, d'une manière générale, ils s'estompent en quelques semaines. Les effets secondaires à long terme, comme des infections de tuberculose et le cancer, doivent être étudiés.

Un petit pourcentage de patients a développé des anticorps aux agents biologiques, ce qui s'est traduit par une réaction allergique. Notons qu'il ne faut pas entreprendre les traitements en présence d'infections actives et il faut les arrêter immédiatement si on remarque des symptômes d'infection. Ces médicaments ne sont pas recommandés aux personnes ayant des antécédents d'infections répétitives.

Des symptômes de troubles hématologiques ont été signalés chez des patients prenant de l'Humira (fatigue inhabituelle, fièvre soudaine, infection inexpliquée, petites taches rouges sur la peau), mais depuis que le médicament a été approuvé au Canada (le 24 septembre 2004), aucun trouble hématologique n'a été observé chez les patients.

Au moment de mettre sous presse, les agents biologiques n'étaient pas encore reconnus comme un traitement courant par le gouvernement du Québec. Le Remicade et l'Enbrel font partie de la liste des médicaments d'exception. Fort coûteux (le coût total de la cure est estimé à 12 600 $US pour l'étanercept et à 18 000 $US pour l'infliximab), ces médicaments de dernière génération sont réservés aux 15 % à 25 % d'arthritiques qui ne réagissent d'aucune façon aux traitements courants. Il s'agit habituellement des personnes les plus gravement atteintes, dont les mains se déforment à la suite de la destruction des articulations provoquée par les cytokines, par exemple.

L'Humira et le Kineret ne sont pas encore inscrits sur la liste des médicaments, car les données disponibles ne font état que de résultats après un an d'utilisation. Il faut démontrer une efficacité soutenue pendant deux ans avant d'accepter d'inscrire ces remèdes pour le traitement de la polyarthrite rhumatoïde, étant donné qu'il s'agit d'une maladie chronique.

Les corticostéroïdes

En attendant que les agents de rémission fassent effet, ou encore si les traitements classiques sont mal supportés ou insuffisants et que la personne malade a de la difficulté à se déplacer, on pourrait avoir recours aux corticostéroïdes, en comprimés ou par injections intra-articulaires, pour maîtriser rapidement l'inflammation aiguë accompagnée d'intenses douleurs et de raideurs. Les corticostéroïdes sont des produits synthétiques médicamenteux semblables à la cortisone. Cette dernière est une hormone naturelle ayant des propriétés anti-inflammatoires qui est sécrétée par le corps.

Dans le cadre du traitement de l'arthrose, les premières injections intra-articulaires dans le genou remontent à 30 ans. Progressivement, son utilisation s'est étendue à d'autres parties du corps atteintes d'arthrose comme la hanche. Ces médicaments peuvent être injectés directement dans les articulations de deux à quatre fois par année. La plupart du temps, on injecte également une petite quantité d'anesthésique local avec le corticoïde. Les injections intra-articulaires ne sont réalisées que par un spécialiste entraîné, sous le contrôle d'une image télévisée radioscopique (radio) ou tomodensitométrique (*scanner*) ou sonoscopique (échographie). Après l'injection dans les articulations atteintes, il faut quelques jours de repos pour permettre aux corticoïdes d'exercer leurs effets bénéfiques qui durent habituellement plusieurs semaines, voire quelques mois.

Pris à long terme, ces médicaments peuvent avoir les effets secondaires suivants : fragilité osseuse (ce qui entraîne des risques accrus d'ostéoporose), hyperglycémie (augmentation du taux de sucre dans le sang), diminution de l'activité du système immunitaire (risque accru d'infection), perte d'élasticité au site d'injection, atrophie cutanée, ecchymose, nausées, cataractes. Les effets indésirables sont moins nombreux quand les corticostéroïdes sont pris par injection que par voie systémique (sous forme de comprimés). En outre, les injections de corticostéroïdes ont moins de conséquences indésirables lorsque leur nombre par articulation est limité à quatre par année.

La viscosuppléance

L'injection d'hylan (Synvisc), un acide hyaluronique synthétique, dans les articulations arthrosiques s'appelle la viscosupplémentation, ou viscosuppléance. Il s'agit en quelque sorte d'infiltrer un liquide lubrifiant dans l'articulation. Cette substance lubrifie l'articulation et absorbe les chocs, favorisant les mouvements et soulageant la douleur. Cette intervention est considérée dans les cas d'arthrose légère à modérée. Ses effets bénéfiques dans l'arthrose du genou sont connus et permettent d'espérer le même type de résultats dans la hanche. Les infiltrations d'acide hyaluronique se font en dehors des poussées d'arthrose et requièrent un matériel et une technique sans faille, ce qui en limite l'utilisation.

Les injections sont faites hebdomadairement, sur une période de trois à cinq semaines. Quant aux effets secondaires, ils se limitent dans la plupart des cas à la manifestation d'une réaction inflammatoire transitoire. On note quelquefois l'apparition d'un œdème et une augmentation de la sensibilité de l'organisme à l'hylan. Quand le traitement fonctionne, il dure plus longtemps que les corticostéroïdes. Le problème, au Québec, c'est que ce traitement n'est pas encore couvert.

La synovectomie radioactive (yttrium)

La synovectomie radioactive est une cure qui consiste à injecter dans l'articulation un produit radioactif à faible intensité qui fait fondre l'enveloppe enflammée (membrane synoviale). Elle est surtout recommandée pour les grosses articulations. Quand le traitement fonctionne, ses effets se font ressentir plus longtemps que les injections de cortisone.

La morphine

Lors de poussées de douleurs articulaires aiguës, insoutenables et imperméables aux analgésiques plus faibles, la morphine peut être envisagée. Il s'agit alors d'un traitement de courte durée (sept jours ou moins) afin de faire disparaître un mal insupportable. Les doses sont d'environ 30 mg matin et soir. Néanmoins, l'un des effets secondaires majeurs reste le ralentissement du transit des aliments dans les voies digestives, ce qui nécessite la prise de laxatifs.

Ce type de courtes cures à la morphine est intéressant. Non seulement la douleur disparaît, mais il n'y a aucun risque de sevrage pour un traitement passager. Cependant, d'autres études sont nécessaires pour savoir s'il pourrait y avoir des séquelles à long terme.

Les appareils

Alliées à des soins médicaux appropriés, certaines mesures contribuent à ralentir les lésions articulaires pour permettre aux personnes arthritiques de mieux vivre avec la maladie. Par exemple, il est important de réduire la charge subie par les articulations. Le port de chaussures adéquates et l'utilisation d'aides à la mobilité comme une canne, des béquilles, un déambulateur («marchette») peuvent soulager les articulations malades en aidant à réduire le poids qu'elles doivent supporter, évitant ainsi l'aggravation des lésions. On peut également utiliser des attelles pour empêcher les articulations de devenir courbées ou raides en permanence.

La chirurgie

Malgré les meilleurs traitements médicaux, les personnes atteintes d'une forme grave d'arthrite devront avoir recours à une intervention chirurgicale. Dans ces cas, l'ostéotomie ou l'arthroplastie peuvent aider à rétablir la mobilité des «joints» ainsi que leur fonctionnement normal. Mais, dans un premier temps, le médecin pourrait recommander une chirurgie mineure qui permet de nettoyer les débris de cartilage dans les articulations, ce qu'on appelle un lavage articulaire.

Si l'arthrite est trop évoluée et que l'articulation lésée fait de plus en plus mal et fonctionne de moins en moins, on pourrait avoir recours à l'ostéotomie, une intervention chirurgicale qui a pour but de sectionner et de redresser l'os. Par exemple, cette opération change la position du genou de manière que les os s'appuient sur une région non atteinte, permettant ainsi d'atténuer la douleur et d'améliorer le fonctionnement du genou. Il se pourrait aussi que cette intervention ralentisse la détérioration et retarde la nécessité d'une arthroplastie totale du genou.

En dernier recours, la chirurgie de remplacement articulaire (arthroplastie) s'impose. Un chirurgien orthopédiste reconstruit alors les articulations difformes ou les remplace par des articulations artificielles. Cette intervention connaît un taux élevé de réussite, en particulier pour la hanche et le genou.

Chapitre 8

Les médicaments controversés

Revenons aux coxibs ou inhibiteurs sélectifs de la COX-2. Plusieurs controverses existent maintenant au sujet de l'innocuité et de la sécurité de ces médicaments sur les plans digestif, cardiovasculaire et rénal. Des preuves cumulées démontrent que l'usage de certains inhibiteurs sélectifs de la COX-2 pourrait comporter un risque de crise cardiaque ou d'accident vasculaire cérébral (ou les deux) chez certaines personnes. D'autres patients pourraient connaître des réactions sévères de la peau de même que des problèmes rénaux.

Premièrement, l'analyse des résultats disponibles montre que les coxibs offrent certes une meilleure innocuité concernant la tolérance digestive en comparaison avec les anti-inflammatoires classiques. Ils ne sont toutefois pas dépourvus de dangers. En effet, le risque de développer un ulcère à la suite de la prise d'un coxib semble minime, mais il est quand même présent. Celui-ci serait accru chez les personnes connues pour présenter des facteurs de risque. Certains indices laissent croire qu'on devrait mener des études supplémentaires visant à déterminer spécifiquement la sécurité des coxibs à long terme en ce qui concerne les répercussions sur le système gastro-intestinal.

Deuxièmement, peu d'études au sujet de la sécurité des coxibs sur le plan rénal ont été réalisées jusqu'à maintenant. Toutefois, l'utilisation à large échelle des coxibs a permis de constater que ceux-ci n'étaient pas dépourvus d'effets indésirables aux reins, contrairement à ce qu'on avançait initialement. On croyait alors que seule la COX-1 était mise à contribution dans le fonctionnement des reins, mais les données actuelles révèlent l'implication conjointe de la COX-1 et de la COX-2 dans l'homéostasie rénale. À la lumière de ces données, on pense que les coxibs n'ont pas d'avantages supplémentaires par rapport aux AINS traditionnels. Théoriquement, ils ne sont donc pas dépourvus d'effets indésirables et les répercussions à long terme des coxibs sur les reins ne sont pas encore parfaitement connus.

Troisièmement, de nouveaux éléments de preuve ont indiqué des risques cardiovasculaires potentiels liés aux AINS inhibiteurs sélectifs de la COX-2, ce qui fait beaucoup de bruit dans le monde depuis la fin de 2004. Les évidences accumulées à ce jour indiquent en effet que l'usage des coxibs entraîne, chez certains individus, un danger de crise cardiaque et d'accident vasculaire cérébral plus grand que la prise d'un placebo. Le risque semble augmenter avec la dose quotidienne et la durée de l'utilisation. Jusqu'à ce que les renseignements provenant d'études cliniques à long terme soient disponibles, les experts suggèrent qu'il vaut mieux tenir pour acquis qu'il existe une forte possibilité que le risque d'accident cardiovasculaire soit plus élevé chez le patient qui prend un anti-inflammatoire non stéroïdien du sous-groupe des inhibiteurs sélectifs de la cyclo-oxygénase-2.

De plus, quelques auteurs stipulent que les coxibs accentueraient les risques d'embolie (obstruction de vaisseaux sanguins) en modifiant l'équilibre régulant l'agrégation plaquettaire. Enfin, l'inhibition de la COX-2 par les AINS traditionnels et les coxibs entraînerait aussi une rétention sodique dont une des conséquences est une augmentation de la pression sanguine et du poids. Voilà pourquoi les coxibs se trouvent sous haute surveillance; d'ailleurs, l'un d'eux, soit le Vioxx, a même été retiré du marché. Jetons un coup d'œil sur les principaux coxibs et les risques rattachés à leur utilisation.

Le Vioxx

Le Vioxx est le nom commercial du rofécoxib, un anti-inflammatoire non stéroïdien appartenant au sous-groupe des inhibiteurs sélectifs de la cyclo-oxygénase 2 (COX-2) prescrit pour le traitement des symptômes aigus et chroniques de l'arthrose et de la polyarthrite rhumatoïde, de la douleur aiguë et des douleurs menstruelles. Ce remède a été mis sur le marché par Merck & Co., le troisième fabricant de médicaments au monde, qui en a fait l'un de ses produits phares. Le Vioxx a été approuvé au Canada en 1999, mais il a été retiré du marché le 30 septembre 2004 à cause de préoccupations à l'égard d'un risque accru de maladies cardiovasculaires (crise cardiaque et accident vasculaire cérébral).

En effet, à la suite d'une étude clinique appelée APPROVE, menée sur une période de trois ans et portant sur l'efficacité du Vioxx à empêcher la réapparition de polypes adénomateux (croissance anormale de tissus) dans le côlon et le rectum, on a plutôt découvert qu'il augmentait le risque d'accidents cardiovasculaires graves, notamment des infarctus du myocarde et des accidents vasculaires cérébraux. C'est que le médicament neutralise la production dans l'organisme d'une substance appelée prostacycline qui protège le système cardiovasculaire en rendant les plaquettes sanguines moins collantes, réduisant ainsi le risque de formation de caillots dans les vaisseaux sanguins. En inhibant cette substance protectrice, l'usage du rofécoxib augmente les dangers de problèmes cardiovasculaires. Ces effets secondaires ont été observés plus particulièrement chez les patients qui prennent ce médicament depuis plus de 18 mois. Notons que cette période de temps représente une durée de traitement très rare, puisque le rofécoxib n'est prescrit que pour soulager les poussées douloureuses des maladies rhumatismales concernées. Mais est-ce que les informations étaient bien claires pour tout le monde à ce sujet?

Les inquiétudes suscitées par cette étude et l'existence de nouvelles thérapies ont tout de même conduit Merck & Co. à interrompre les essais cliniques et à retirer son produit du marché mondial. Depuis, la compagnie fait face à 4 200 poursuites en cour seulement aux États-Unis où on estime qu'il pourrait y avoir au moins 20 000 décès reliés à l'utilisation de ce médicament. Au Canada, en été 2005, les tribunaux ont étudié trois demandes d'autorisation de recours collectif. Au Québec, on s'attend à ce que de 30 000 à 75 000 personnes demandent à être dédommagées. Des actions en justice ont également été engagées contre la multinationale en Europe, au Brésil, en Australie et en Israël. Dans plusieurs poursuites, on fait valoir que Merck & Co. a lancé Vioxx sur le marché précipitamment dans le but de contrer le Celebrex et que tous les essais d'innocuité nécessaires n'auraient pas été réalisés.

Le Celebrex

Peu de temps après le retrait du Vioxx, plus précisément en décembre 2004, c'est le Celebrex, un autre anti-inflammatoire non stéroïdien de la famille des inhibiteurs sélectifs de la cyclo-oxygénase 2, qui faisait les manchettes. Comme toutes les autorités réglementaires concernées dans le monde, Santé Canada a informé la population des nouvelles données découlant de deux études à long terme dans le but d'évaluer l'efficacité du celecoxib (nom scientifique du Celebrex) dans la prévention du cancer du côlon. L'analyse des résultats intermédiaires a mis en évidence une augmentation du risque de maladies cardiovasculaires (infarctus du myocarde, accidents vasculaires cérébraux et décès).

Précisons cependant que l'étude en question portait sur de fortes doses quotidiennes variant de 400 mg à 800 mg pendant au moins 24 mois. Au Canada, une dose quotidienne de 800 mg de celecoxib est très rare et doit faire l'objet d'une autorisation conditionnelle. Une dose quotidienne de 400 mg est également autorisée pour le traitement d'un certain nombre d'affections, notamment l'arthrose, la polyarthrite rhumatoïde et le soulagement de la douleur aiguë. Il s'agit là d'une dose maximum exceptionnelle. La plupart du temps, la dose quotidienne prescrite de Celebrex est de 100 mg à 200 mg, une à deux fois par jour. L'étude effectuée par le National Cancer Institute, aux États-Unis, comparait le celecoxib à un placebo. À une dose quotidienne de 400 mg, le risque d'accidents cardiovasculaires est de 2,5 fois plus élevé, alors qu'à une dose quotidienne de 800 mg, le danger est de 3,4 fois plus grand.

Le Celebrex n'a pas été retiré du marché. C'est actuellement le seul inhibiteur sélectif de la COX-2 en vente au Canada, mais de nouvelles restrictions ont été imposées par Santé Canada : on interdit notamment l'utilisation du Celebrex pour les patients ayant subi une crise cardiaque ou un accident vasculaire cérébral, ayant ressenti des douleurs thoraciques sévères associées à une maladie cardiaque ou étant atteints de problèmes cardiaques graves, comme l'insuffisance cardiaque congestive. Santé Canada suggère aussi aux patients qui présentent des facteurs de risque de crise cardiaque et d'accident vasculaire cérébral comme l'hypertension artérielle, la cholestérolémie élevée, le diabète et le tabagisme de consulter leur médecin afin d'évaluer les avantages et les risques associés au Celebrex en fonction de leur état de santé personnel.

Des chercheurs de l'université d'Alberta ont par ailleurs découvert que le celecoxib (Celebrex) affecte un processus biologique essentiel régissant le pH des cellules, soit le processus de transport du bicarbonate (le bicarbonate augmente ou abaisse le niveau d'acidité des cellules) vers et hors des cellules. Or, on sait que le bicarbonate joue un rôle dans le fonctionnement normal du cœur. On ignore cependant quel effet cela a sur l'organisme dans son ensemble, mais on ne peut pas dire que cela accroît le risque de problèmes cardiovasculaires. Aussi, d'autres scientifiques jugent ce constat peu significatif dans le débat sur l'éventuel lien entre les crises cardiaques, les accidents vasculaires cérébraux et des médicaments contre l'arthrite tels que le Celebrex.

Le celecoxib est maintenant limité au traitement des poussées douloureuses de l'arthrose ou des manifestations inflammatoires de la polyarthrite rhumatoïde. On ne devrait prescrire ou utiliser ce médicament qu'à la dose minimale et sur une très courte période. Celebrex peut aussi être utilisé à court terme (une semaine ou moins), par des adultes, pour le contrôle des douleurs modérées à intenses causées par des entorses, des chirurgies ou des extractions dentaires. Dans tous les cas, il ne faut pas faire comme les antibiotiques et prendre tous les médicaments même si les symptômes ont disparu. Au contraire, le traitement avec le celecoxib ne doit pas excéder la durée des manifestations symptomatiques. Les personnes qui présentent des symptômes de rétention d'eau, d'essoufflement, de faiblesse, de fatigue, de gain de poids excessif ou de douleurs thoraciques pendant qu'elles prennent du Celebrex doivent en informer immédiatement leur médecin.

Le Bextra

Le valdécoxib (Bextra), un autre coxib utilisé pour le traitement des symptômes de l'arthrose, de la polyarthrite rhumatoïde et pour le soulagement de la douleur causée par les crampes menstruelles, a lui aussi été sur la sellette. On savait déjà que ce médicament pouvait entraîner des réactions graves de la peau, mais on a découvert qu'il risquait aussi de causer des complications cardiovasculaires.

Des effets indésirables cutanés critiques associés au valdécoxib, comprenant l'érythème polymorphe, le syndrome de Stevens-Johnson et l'érythrodermie bulleuse avec épidermolyse, ont été signalés à l'échelle internationale. Ces réactions dermiques sérieuses peuvent se manifester n'importe quand lors du traitement, mais elles apparaissent le plus souvent durant les deux premières semaines de la cure. Un symptôme avant-coureur caractérisé par des signes semblables à un état grippal (fièvre, malaise, rhinite, douleurs à la poitrine, vomissements, angine, toux, diarrhée, maux de tête, douleurs musculaires, etc.) précède les affections cutanées chez au moins 50 % des patients. La progression de l'éruption à la desquamation peut survenir en quelques jours ou en quelques heures et peut entraîner des complications fatales, par exemple une infection et une insuffisance rénale ou respiratoire.

Santé Canada connaissait déjà les sérieux effets cutanés associés au valdécoxib, lors de l'apparition du produit sur le marché en janvier 2003, et la monographie canadienne incluait une mise en garde au sujet de ces risques. De plus, le 10 décembre 2004, Santé Canada émettait un avis concernant des cas de réactions cutanées graves et potentiellement mortelles chez des patients traités au Bextra. L'information posologique et les instructions à l'intention des patients avaient alors été modifiées afin de tenir compte du danger accru.

À peu près en même temps, le fabricant Pfizer divulguait les résultats d'une étude menée sur 1 500 participants souffrant de douleur aiguë à la suite d'un pontage aorto-coronarien et traités au Bextra. L'étude a révélé un risque accru d'accidents cardiovasculaires chez ces patients par rapport à ceux qui recevaient un placebo. Au nombre de ces accidents cardiovasculaires, on a relevé l'infarctus du myocarde, l'accident vasculaire cérébral, la thrombose veineuse profonde (caillots de sang dans les veines profondes des membres inférieurs), l'embolie pulmonaire ainsi que des complications et des infections au site de la chirurgie. On a noté que le risque était plus grand avec la forme intraveineuse du médicament comparativement à la forme orale immédiatement après le pontage aorto-coronarien.

Après avoir pris connaissance de ces informations et analysé des données canadiennes et internationales, y compris celles en provenance des États-Unis, Santé Canada a demandé à Pfizer Canada, en avril 2005, de suspendre la vente de Bextra jusqu'à ce que les questions d'innocuité soient réglées. Les personnes qui prenaient du Bextra ont été invitées à communiquer avec leur médecin afin de discuter de l'interruption du traitement et d'une solution de remplacement.

Le Groupe consultatif d'experts

Pour faire le point sur les problèmes d'innocuité des anti-inflammatoires non stéroïdiens (AINS), et plus particulièrement des inhibiteurs sélectifs de la COX-2 (Vioxx, Celebrex et Bextra), Santé Canada a réuni un Groupe consultatif d'experts sans liens de dépendance. Celui-ci était composé de 13 personnes possédant des antécédents en rhumatologie, en cardiologie, en gastroentérologie, en médecine interne, en médecine familiale, en méthodologie des essais cliniques et en épidémiologie. Deux membres du groupe souffraient d'arthrite rhumatoïde. Par ailleurs, aux États-Unis, la Food and Drug Administration (FDA) a aussi formé un comité consultatif pour passer en revue la totalité des preuves accumulées sur le risque cardiovasculaire associé aux coxibs.

Le Groupe consultatif d'experts canadien a examiné des données d'innocuité à l'échelle mondiale et tous les renseignements à jour et fiables. Il a étudié les résultats de plusieurs essais individuels répartis au hasard et une revue systématique de 138 essais répartis au hasard d'au moins quatre semaines auxquels participaient 144 296 patients. Il a de plus entendu des exposés présentés par Santé Canada et par plusieurs fabricants de produits. Dans le cadre d'un forum public, le Groupe en a aussi profité pour entendre des personnes s'exprimer sur le sujet.

Dans son rapport remis en juillet 2005, le Groupe consultatif d'experts reconnaît que les inhibiteurs de la COX-2 sont des agents anti-inflammatoires efficaces et qu'ils sont associés à une diminution de la fréquence à la fois de l'intolérance gastrointestinale et de l'ulcère duodénal en comparaison avec des AINS de première génération. Toutefois, il recommande que l'on ne permette pas le retour de Bextra sur le marché à cause d'un manque d'information concernant le risque cardiovasculaire qui lui est associé et d'une possible augmentation d'un trouble cutané rare mais sérieux.

Cependant, si Merck & Co. choisit de présenter à Santé Canada une demande de renouvellement de l'autorisation de mise en marché du rofecoxib (Vioxx), il se pourrait que cette demande soit reçue favorablement. En effet, le groupe a indiqué que les données recueillies à ce jour justifient la commercialisation de ce médicament au Canada, car le risque d'accident cardiovasculaire associé au Vioxx semble similaire à celui de la plupart des AINS. En ce qui concerne le Celebrex, le Groupe consultatif d'experts ne voit aucune objection à ce que ce médicament continue d'être commercialisé au Canada. Il explique sa position en disant que le risque accru de maladie cardiovasculaire reliée au Celebrex apparaît analogue à celui de la plupart des AINS et que le risque de dommage gastrointestinal causé par ce médicament semble moindre que celui de la plupart des AINS.

Des médicaments sous haute surveillance

Cela ne veut pas dire que les coxibs sont maintenant considérés comme inoffensifs. Au contraire. Le Groupe consultatif d'experts rapporte que plusieurs essais répartis au hasard démontrent de façon constante que le Vioxx, le Celebrex et le Bextra augmentent la fréquence de pression artérielle élevée et d'œdème périphérique, et causent une diminution de la fonction rénale. Le groupe a aussi été convaincu que tous les inhibiteurs de la COX-2 augmentent le risque d'accidents cardiovasculaires cliniquement importants comparés au placebo.

Il précise toutefois que le danger varie selon les circonstances. Par exemple, le risque est très faible chez une personne de 20 ans en santé qui prend un des coxibs pendant un mois. Le risque est beaucoup plus élevé chez un patient ayant des antécédents ou des facteurs de risque liés à une maladie cardiovasculaire qui nécessite de prendre le médicament de façon continue pour plusieurs mois ou pour plusieurs années.

Les anti-inflammatoires non stéroïdiens traditionnels viennent rejoindre les coxibs au banc des accusés en ce qui concerne les risques d'accidents cardiovasculaires. En effet, dans son rapport remis à Santé Canada, le Groupe consultatif d'experts sur les inhibiteurs sélectifs de la COX-2 révèle ceci : «Une des ironies et un des avantages inattendus de ces études des inhibiteurs de la COX-2 sont qu'elles ont pour la première fois démontré de façon convaincante les effets cardiovasculaires indésirables de tous les AINS, tant sélectifs que non sélectifs, de la COX-2.»

En effet, les recherches ont démontré de façon constante que les AINS augmentent en outre le risque d'hypertension et d'œdème comparativement au placebo et qu'ils présentent un profil de risque cardiovasculaire similaire à celui des inhibiteurs de la COX-2. Le Groupe met cependant en évidence l'hypothèse que le naproxen (Naprosyn) comporterait un danger d'accidents cardiovasculaires moins élevé que les autres AINS. Le Groupe révèle aussi qu'il est théoriquement possible que l'emploi simultané de l'acide acétylsalicylique (Aspirin) à faible dose avec les inhibiteurs de la COX-2 puisse protéger contre le risque accru d'accidents cardiovasculaires. Mais il est possible également que l'usage de l'aspirine annule l'effet protecteur des inhibiteurs de la COX-2 contre l'ulcère duodénal. Une revue systématique des conséquences de l'addition de l'aspirine à un inhibiteur sélectif de la COX-2 sur des accidents cardiovasculaires et gastrointestinaux reste toutefois à faire.

Dans un même élan, le Groupe consultatif a souligné qu'il lui apparaissait contradictoire de voir l'ibuprofène en vente libre et les autres anti-inflammatoires sous ordonnance. Reconnaissant que l'ibuprofène s'applique uniquement au soulagement à court terme de la douleur et de la fièvre, le Groupe consultatif a constaté que ce médicament était souvent utilisé de façon chronique et à forte dose. Il pense que l'ibuprofène ne devrait être vendu qu'après discussion avec un pharmacien et que les risques d'accidents cardiovasculaires devraient être décrits clairement dans les documents que reçoivent les personnes au moment de se procurer le médicament et dans toutes les notices d'accompagnement du produit.

Les avantages et les risques

Le Groupe consultatif d'experts affirme que l'information disponible justifie la commercialisation de Vioxx, de Celebrex et des autres AINS. En effet, ces médicaments présentent non seulement un risque cardiovasculaire, mais aussi des avantages. De nombreux essais ont établi les bienfaits des AINS et des inhibiteurs de la COX-2 pour le soulagement de la douleur aiguë. Sans anti-inflammatoire, certains patients souffrant d'arthrite peuvent à peine fonctionner à cause de la douleur et de la raideur. Chez certains patients qui souffrent d'intolérance gastrointestinale et d'ulcère duodénal, les coxibs sont associés à un avantage important.

Un deuxième facteur qui penche en faveur de la commercialisation des coxibs et des AINS, c'est qu'il est largement accepté en pratique clinique que certains patients répondent à un anti-inflammatoire et pas à un autre, que l'efficacité d'un anti-inflammatoire peut s'estomper avec le temps chez un patient en particulier et que la même personne peut répondre à un autre anti-inflammatoire non stéroïdien. Bref, les personnes arthritiques bénéficient d'une variété de médicaments pour soulager la douleur. Alors, si cela ne fonctionne pas avec un remède, les patients peuvent facilement avoir recours à un autre. Voilà pourquoi le Groupe consultatif d'experts croit qu'une vaste sélection d'anti-inflammatoires est souhaitable.

Même s'il reconnaît qu'il «existe peut-être un petit groupe de patients pour qui les inhibiteurs de la COX-2 sont contre-indiqués», le Groupe consultatif est d'avis que les risques et les dommages de ces médicaments varient considérablement d'un patient à l'autre. Conséquemment, il est difficile d'établir des contre-indications globales. La décision d'utiliser l'un ou l'autre de ces produits doit donc être examinée sur une base individuelle.

De ce fait, les patients doivent bénéficier de toute l'information nécessaire et être conseillés par des médecins et des pharmaciens. À ce moment, on pourra effectuer un choix éclairé en sachant que les effets bénéfiques éventuels de chaque produit l'emportent sur les risques potentiels lorsque le médicament est utilisé conformément aux indications approuvées. Au sujet de la disponibilité de l'information, le Groupe consultatif d'experts a formulé plusieurs recommandations touchant, entre autres, les mises en garde ajoutées à la monographie du produit et aux documents fournis au patient. Dès le dépôt du rapport, Santé Canada s'est d'ailleurs engagé à envoyer des directives aux fabricants et à établir des normes relatives aux renseignements à propos des dangers et des avantages à inclure sur les étiquettes des AINS.

Pour la pratique clinique, des lignes directrices devraient décrire les bienfaits et les risques des inhibiteurs de la COX-2 et des AINS de même qu'offrir des indications sur leur utilisation d'une façon claire et impartiale.

À ce chapitre, les propositions du Groupe consultatif d'experts rejoignent celles du comité consultatif de la Food and Drug Administration (FDA) aux États-Unis. Celui-ci a reconnu unanimement les effets cardiovasculaires de tous les inhibiteurs de la COX-2 et a recommandé l'émission de mises en garde formelles apposées sur leurs étiquettes en attendant les résultats d'études à plus long terme.

Le comité consultatif américain a aussi proposé que l'on continue d'offrir les inhibiteurs de la COX-2 à des patients sélectionnés en raison de leur rapport avantages/risques favorable. De plus, compte tenu des données limitées provenant d'essais à long terme et des signaux cardiovasculaires associés à certains AINS classiques, le comité a recommandé une mise en garde cardiovasculaire relativement à tous les AINS, à l'exception du naproxen.

Le patient doit recevoir toutes les informations possibles, mais il doit en donner aussi. Par exemple, avant tout traitement par coxib ou autre anti-inflammatoire, le patient devrait prévenir le médecin ou le pharmacien, en cas de troubles digestifs, même anciens, tels qu'une maladie inflammatoire de l'intestin ou une maladie du foie, un ulcère ou un saignement de l'estomac ou de l'intestin, une hémorragie digestive, une maladie des reins, une insuffisance cardiaque, une hypertension artérielle, des troubles de la coagulation (ou des hémorragies), des crises d'asthme associées à une rhinite endémique, une sinusite chronique, des polypes dans le nez, etc.

Les bonnes questions

La lumière faite sur les incidences secondaires des anti-inflammatoires non stéroïdiens, et plus particulièrement des coxibs, nous rappelle que tout remède efficace s'accompagne généralement d'effets indésirables. Voilà pourquoi il faut poser les questions qui nous tracassent au sujet des médicaments. Il revient au malade et à son médecin d'évaluer ensemble si les avantages reliés à ces médicaments surpasseront les risques courus.

Il est vrai que ce n'est pas toujours facile d'avoir une discussion avec son médecin qui nous intimide bien souvent et envers qui on éprouve habituellement une confiance aveugle. D'une part, les généralistes travaillent couramment dans des cliniques où la file d'attente est longue. Dans certains cas, on sent qu'on dérange quand on pose une question ou quand on demande s'il existe une autre possibilité quant au traitement proposé. D'autre part, les généralistes ne sont pas toujours au fait des derniers développements concernant les traitements d'une maladie comme l'arthrite. Il va de soi que c'est plus facile quand on s'adresse à son médecin de famille, mais de plus en plus souvent, nous rencontrons celui qui est en fonction à la clinique d'urgence lors de notre visite et qui ne connaît pas nos antécédents médicaux. Voilà pourquoi il est essentiel de poser les bonnes questions au professionnel de la santé auquel on s'adresse, comme il est tout aussi important de lui fournir tous les renseignements appropriés.

Qu'on s'adresse à un médecin, à un pharmacien ou à un autre professionnel de la santé, il importe de savoir comment prendre les médicaments. Par exemple, il faut être au courant du nombre de fois par jour que le remède doit être pris et son dosage précis, et à quel moment on doit l'absorber (au lever ou au coucher). Il est capital de connaître les effets secondaires à surveiller et ceux qui sont à signaler immédiatement. De plus, il est important de savoir si le remède doit être pris à jeun ou avec les repas et, dans ce dernier cas, si on doit éviter de le prendre avec certains aliments.

Le médecin ou le pharmacien mentionneront sans doute, si c'est le cas, qu'un médicament est incompatible avec l'alcool, avec d'autres remèdes ou avec certains produits de santé naturels. À ce sujet, on facilitera grandement le travail du professionnel de la santé en lui indiquant la liste de tous les autres produits consommés, comme les suppléments, les vitamines à base de plantes, les minéraux, les médicaments en vente libre ou ceux prescrits pour traiter d'autres affections. Certains de ces produits peuvent en effet interagir avec les médicaments pris pour soulager les symptômes des maladies arthritiques. Le truc est de garder avec soi un inventaire de tous ses médicaments.

Il est également utile de savoir comment ranger son médicament. Effectivement, certains remèdes doivent absolument être conservés à la température de la pièce, car ils se détériorent sous l'effet des températures excessives ou de l'humidité.

Chapitre 9

Les méthodes douces ou complémentaires

L'approche traditionnelle ou occidentale à l'égard des soins de santé consiste à traiter les symptômes de la maladie au moyen de médicaments ou d'interventions chirurgicales. Les méthodes dites douces ou complémentaires tentent d'examiner les causes sous-jacentes de l'affection et d'utiliser des moyens naturels pour aider le corps à se rétablir lui-même. Mais aucune médecine, qu'elle soit douce ou traditionnelle, ne peut prétendre guérir l'arthrite complètement.

La méfiance s'impose par rapport aux promesses de guérison miraculeuse, mais il existe plusieurs types de thérapies parallèles et de traitements doux ou auxiliaires qui offrent des bienfaits réels à certaines personnes atteintes d'arthrite. Ceux-ci peuvent aider à soulager certains symptômes dans une perspective de prise en charge globale de la maladie. Les médecins et les scientifiques accordent d'ailleurs de plus en plus d'attention à certaines de ces cures complémentaires.

Comme c'est le cas avec la consommation des produits de santé naturels, les résultats varient d'un individu à l'autre. Avant de se lancer dans une thérapie parallèle ou d'adopter un traitement complémentaire, les personnes arthritiques devraient se renseigner le plus possible et en parler à leur médecin.

Quelques thérapies

Ces traitements issus de ce qu'on appelle la médecine douce se concentrent généralement en quatre grandes classes. Dans la première catégorie, on trouve les méthodes qui nécessitent le toucher, le contact physique avec le corps du patient. La deuxième regroupe les procédés par lesquels on utilise le pouvoir de l'esprit pour effectuer des changements positifs dans l'organisme. Dans la troisième catégorie sont concentrées les techniques se servant de l'énergie du corps pour améliorer la santé. Enfin, la quatrième catégorie réunit les thérapies spirituelles qui visent à guérir l'enveloppe corporelle et l'âme.

Nous renonçons ici à discuter des possibilités thérapeutiques issues des médecines douces, mais nous faisons seulement une liste non exhaustive de quelques-unes des thérapies existantes reliées à une des catégories mentionnées précédemment : les soins psychoénergétiques et psychocorporels (biodynamique, chromothérapie, écoute imaginaire, kinésiologie, néo-reichien, etc.), les psychothérapies (catharsis, etc.), les thérapies énergétiques (harmonisation énergétique, zapuaz, acupression, acupuncture, shiatsu, reiki, etc.), les thérapies manuelles et mobilisatrices (balnéothérapie, kinésithérapie, toute la gamme des massages, posturologie, etc.), les thérapies actives (aquamouvance, autohypnose, biofeedback, visualisation, focusing, musicothérapie, etc.), les thérapies naturelles environnementales (herboristerie, oligothérapie, vitaminothérapie, etc.) et d'autres comme la médecine traditionnelle chinoise, la numérologie, la guérison spirituelle (prière, fidéisme thérapeutique, chamanisme), le pouls chinois, l'art-thérapie, l'alchimie, la sexologie, le feng shui, etc.

Certaines de ces cures sont plus reconnues que d'autres pour le traitement de l'arthrite. Par exemple, l'acupuncture est utilisée par plusieurs patients et acceptée par de nombreux médecins. Il s'agit d'une thérapeutique issue de la médecine chinoise millénaire qui peut soulager les symptômes de multiples maladies, dont la douleur chronique. Ses mécanismes d'action sont méconnus, mais on croit que son efficacité vient du fait qu'elle favoriserait la libération des endorphines.

La massothérapie est un autre exemple. Les massages ont pour effet de relaxer les muscles et de détendre l'organisme en entier, soulageant ainsi les douleurs et les crampes. La gamme est vaste : massage suédois doux, massage californien, massage Esalen, etc. Naturellement, les personnes arthritiques favoriseront les types de massages les moins vigoureux. On peut aussi combiner le massage à la thermothérapie (traitement de certaines maladies par la chaleur).

Des chiropraticiens affirment qu'ils peuvent apporter un certain soulagement en travaillant au niveau des deux premières vertèbres cervicales afin de permettre à l'influx nerveux de circuler plus librement et de normaliser la mécanique de la colonne vertébrale. C'est ce qu'ils appellent des ajustements chiropratiques qui peuvent être prodigués dans une perspective de prévention ou de traitement.

L'apithérapie

L'injection de doses de venin d'abeille (apithérapie) pourrait avoir un certain degré d'efficacité dans le soulagement des symptômes de l'arthrose et de l'arthrite rhumatoïde. Précisons immédiatement que les données concernant cette méthode reposent uniquement sur des preuves anecdotiques et on ne dispose d'aucune étude scientifique qui en aurait démontré les effets thérapeutiques de façon vraiment convaincante. Toutefois, il semble que la thérapie par le venin d'abeille soit largement répandue en Asie et dans plusieurs pays d'Europe auprès des personnes atteintes de l'arthrite rhumatoïde et de la sclérose en plaques.

On comprend mieux les possibilités thérapeutiques du venin d'abeille en regardant les composantes responsables de son action. En effet, le venin d'abeille contient des agents anti-inflammatoires qui seraient beaucoup plus puissants que l'hydrocortisone, une hormone stéroïdienne utilisée dans la fabrication d'anti-inflammatoires. On administre le liquide toxique soit par des piqûres d'abeilles, soit par injection à la seringue d'une solution contenant du venin dilué. Il va sans dire que, prodiguée de la façon traditionnelle (directement par des piqûres d'abeilles), cette thérapie est douloureuse et difficile à administrer.

Les pommades et les crèmes

Il existe une grande variété de crèmes, de pommades, de lotions et de gels topiques que l'on peut appliquer directement sur l'articulation touchée par l'arthrite afin de soulager la douleur. Certaines personnes se sentent soulagées après l'application de ces crèmes, mais plusieurs spécialistes doutent de leur réelle efficacité. Ceux-ci prétendent en effet que, parce que les articulations sont profondes, elles ne sont pas accessibles aux crèmes, aux onguents, aux pommades ou aux gels.

Le chaud et le froid

La thermothérapie fait appel à l'application de chaleur ou de froid sur les articulations afin d'apaiser les symptômes de l'arthrose. Ce traitement s'utilise en programmes de réadaptation ou à domicile.

L'application de chaleur ou de froid sur les articulations dou-loureuses, indépendamment de la forme d'arthrite, est souvent un moyen efficace de soulager la douleur et la raideur à court terme. Mais le soulagement des souffrances est en bonne par-tie dû à la sensation de détente générale et au bien-être que procurent ces techniques ; conséquemment, les résultats sont éphémères. Heureusement, les sources de chaleur et de froid sont nombreuses et facilement accessibles. On peut donc répé-ter souvent, sans aucun problème, ces traitements, mais pas plus de 15 à 20 minutes chaque fois.

L'application de chaleur est recommandée lorsque les muscles sont endoloris et tendus. En plus d'avoir un effet relaxant sur les muscles, la chaleur favorise un meilleur débit sanguin dans les fibres musculaires, ce qui est particulièrement efficace pour soulager les spasmes musculaires causés par la douleur articulaire. Elle peut également stimuler la circulation du sang, mais elle ne devrait pas être appliquée sur les articu-lations enflammées.

Les sources de chaleur sont nombreuses. On peut simple-ment avoir recours à un bain chaud ou à une douche. Certaines personnes aiment se détendre dans une cuve thermique, dans un sauna ou dans une baignoire à remous. On peut prendre un bain d'eau chaude dans une baignoire à jets ou appliquer des sacs chauffants ou une bouillotte d'eau chaude sur les régions endolories. Les lampes chauffantes, les coussins chauf-fants, les sacs thermochimiques que l'on fait chauffer dans le four à micro-ondes ou dans de l'eau chaude sont d'autres moyens qui aident à soulager la douleur. Il est toujours con-seillé de protéger sa peau à l'aide d'une serviette ou d'un mor-ceau de tissu isolant placé sous le coussin chauffant afin d'éviter de brûler la peau. Selon certains thérapeutes, la cha-leur humide (une bouillotte d'eau chaude) est préférable à la chaleur sèche (une couverture électrique).

L'application de chaleur peut également se faire à l'aide de certaines techniques médicales ou méthodes thérapeutiques qui produisent une dilatation importante des vaisseaux sanguins et procurent une sensation de chaleur. Il est possible en effet de transmettre une onde de pression dans l'articulation enflammée et procurer ainsi un effet relaxant. Un autre procédé consiste à utiliser des courants de haute fréquence (rayonnement électromagnétique), ce qui permet de réchauffer l'articulation en profondeur.

Quant au froid, il peut être utile en période d'inflammation aiguë, lorsqu'une articulation est enflée et sensible. Appliqué localement, le froid engourdit et calme la douleur. Il agit en apaisant les cellules nerveuses excitées et en provoquant une contraction des vaisseaux sanguins qui réduit le débit du sang, ce qui ralentit l'évolution de l'inflammation et soulage la boursouflure inflammatoire.

Pour l'application du froid, on a également de nombreux recours. Les bons vieux sacs de plastique remplis de glace ou les compresses froides font très bien l'affaire, surtout pour soulager la douleur articulaire causée par une poussée d'arthrite. Les compresses froides sont vendues dans le commerce, mais un sac de légumes congelés (pois, maïs, etc.) fournira un élément glacé économique et réutilisable. On peut aussi avoir recours à des vaporisateurs refroidissants ou à des gels mentholés qu'on applique sur la peau. Quand on utilise des sacs de glace, il ne faudrait pas oublier de protéger sa peau en plaçant une serviette sous le sac avant de l'appliquer sur l'articulation douloureuse.

Les contre-indications

Il ne faut pas appliquer de chaleur sur une articulation enflammée et on suggère de ne pas appliquer de froid sur une articulation déjà engourdie. Par ailleurs, le froid ne sera probablement pas recommandé aux personnes qui éprouvent des problèmes de circulation sanguine, incluant ceux causés par la maladie de Raynaud, car il favorise la constriction des vaisseaux sanguins.

Il faut savoir que le chaud et le froid ne donnent pas les mêmes résultats pour tout le monde ni dans toutes les circonstances. C'est l'expérience qui déterminera ce qui convient le mieux. Pour plusieurs cependant, la meilleure solution consiste à faire alterner l'application de chaleur et l'application de froid, à raison d'environ cinq minutes par application. Mais avant tout, il est recommandé de consulter son médecin pour s'assurer que l'application de chaleur ou de froid n'est pas à déconseiller.

La gestion du stress et la relaxation

Le repos est un des premiers recours contre la douleur arthritique, surtout pour les personnes stressées, anxieuses et qui éprouvent de la fatigue nerveuse. La détente est en effet un moyen d'élever le seuil de tolérance à la douleur articulaire. Mais le repos «thérapeutique» est possible seulement si on apprend à gérer son stress.

Éliminer toutes les sources de stress est irréalisable, mais il y a plein de trucs qui nous permettent de mieux gérer notre stress. L'adoption de certaines techniques de relaxation est un bon début. L'exercice de relaxation n'est pas difficile, et c'est une des principales armes dont on dispose pour lutter contre le stress, l'anxiété, la fatigue nerveuse et les désordres qu'ils entraînent. Le médecin peut nous aider à trouver des méthodes pour relaxer. La méditation, la relaxation musculaire progressive, les exercices respiratoires, le biofeedback, le yoga et l'auto-hypnose, entre autres, sont autant de manières d'aider l'organisme à atteindre la détente. Ces techniques peuvent donner de bons résultats si on les pratique régulièrement. Elles ont l'avantage d'être à la portée de tous et sont faciles à intégrer à la vie quotidienne.

Apprendre à gérer son stress veut aussi dire changer ses habitudes de vie. Il faut reconnaître les situations qui nous stressent et trouver des façons de les modifier. Il est fortement recommandé de commencer par mieux organiser son temps, ce qui impliquera sans doute des choix difficiles, notamment dans le remodelage de sa liste de priorités. Mais les bénéfices d'une meilleure organisation de son temps sont énormes, ne serait-ce que parce qu'elle nous permet de mieux nous reposer et de mieux dormir. Justement, les spécialistes recommandent de profiter de nuits de sommeil d'au moins huit à dix heures pour aider à minimiser les douleurs.

Prendre le temps de se détendre et éviter les tracasseries inutiles sont aussi d'excellents moyens de réduire les facteurs de stress. Cela peut paraître simpliste, mais il est conseillé de faire autre chose quand on se sent tendu: écouter de la musique, voir un film, faire une promenade, prendre une douche, etc. On dit aussi qu'exprimer ses besoins et ses émotions est un excellent exutoire. Encore faut-il trouver des oreilles attentives et compréhensives, ce qui viendra sans doute si on décide de consacrer plus de temps aux personnes dont la compagnie nous est agréable.

On vient de voir seulement une infime fraction des possibilités qui s'offrent à nous pour dompter le stress. Il existe aussi de nombreuses ressources, dont plusieurs ouvrages spécialisés, qui peuvent nous aider à «travailler» notre stress de façon à le rendre moins nocif. Il est important d'y faire appel.

Chapitre 10

Les produits naturels

Au cours des dernières années, l'utilisation de produits de santé naturels à base d'herbes médicinales, de suppléments vitaminiques et de minéraux, de produits traditionnels chinois et de traitements homéopathiques s'est répandue. Aujourd'hui au Canada, la moitié des gens emploient des produits naturels et l'intérêt pour ceux-ci continue d'augmenter. Par exemple, selon Santé Canada, le pourcentage de personnes qui ont eu recours au moins une fois à des suppléments à base de plantes a presque doublé de 1996 à 2002. En 2002, 38 % des Canadiens affirmaient faire l'usage d'au moins un supplément à base de plantes.

Le terme «produit de santé naturel» est utilisé pour décrire des plantes et d'autres suppléments qui consistent en des produits thérapeutiques ou médicinaux provenant de sources naturelles. Certains produits de santé naturels sont réputés soulager les maladies arthritiques. Du moins, c'est ce que la publicité de ces produits laisse entendre. Certains d'entre eux ont effectivement des effets thérapeutiques reconnus ayant fait l'objet d'études cliniques solides. D'autres produits, sans être appuyés par des études scientifiques, ont aussi des effets thérapeutiques reconnus, mais leur influence est basée sur l'expérience et l'observation. Examinons quelques-uns de ces produits réputés avoir des effets thérapeutiques sur les maladies arthritiques.

La glucosamine et la chondroïtine

Le supplément le plus populaire pour les personnes arthritiques est certes la glucosamine. On croit que prendre ces suppléments peut aider à soulager les douleurs articulaires, à freiner la dégénérescence du cartilage, à reconstruire le cartilage et à diminuer l'enflure. À raison de trois doses de 500 mg par jour (une à chaque repas), ou deux doses de 750 mg, en mangeant aussi, la glucosamine semble être sans danger.

La glucosamine est souvent prise conjointement avec un autre médicament naturel appelé chondroïtine. Plusieurs compagnies offrent d'ailleurs des produits combinant à la fois glucosamine et chondroïtine. Des études à petite échelle suggèrent de plus en plus que, pris en association, ces deux produits peuvent être agissants. C'est parce qu'il y a une synergie et un chevauchement de leurs effets que leur combinaison serait efficace pour soulager la douleur de l'arthrite ainsi que la raideur, avec moins d'effets secondaires que les médicaments classiques. Mais ces études restent peu nombreuses et la preuve de la supériorité thérapeutique de cette combinaison sur la glucosamine seule n'a pas encore été clairement établie. Cependant, même si l'association glucosamine et chondroïtine n'est pas soutenue par des preuves cliniques solides, elle est tout de même logique puisque les mécanismes d'action de ces deux molécules sont différents et complémentaires. À tout le moins peut-on concevoir un effet additif.

Comme la glucosamine coûte moins cher, il est judicieux de la prendre seule, en début de traitement. Si les résultats sont décevants, on peut alors opter pour la combinaison des deux produits afin de bénéficier de leurs mécanismes d'action différents mais complémentaires.

Ces suppléments soulagent les symptômes de l'arthrite; ils ne guérissent pas la maladie. La glucosamine et la chondroïtine peuvent avoir une action intéressante s'ils sont pris régulièrement. La plupart du temps, l'effet prend quelques semaines avant de se faire sentir, mais il est souvent nécessaire de patienter jusqu'à deux ou trois mois de prise quotidienne avant de sentir un effet positif. Certaines personnes pourraient ne jamais ressentir les effets positifs. Autrement dit, tous les patients ne réagissent pas de la même manière à la glucosamine et à la chondroïtine.

Aucun aliment ne contient de glucosamine ni de chondroïtine. La glucosamine est synthétisée normalement par notre corps à partir du glucose et d'un acide aminé, la glutamine, qu'il extrait des aliments. Il s'agit de l'un des éléments de base du cartilage. Sa formule chimique ressemble à celle du glucose utilisé par notre corps comme source d'énergie. La glucosamine, qui est donc un sucre aminé, est un constituant de base des os et du cartilage. La chondroïtine, un hydrate de carbone, est aussi une composante du cartilage produite par l'organisme.

La glucosamine de synthèse est fabriquée en laboratoire à partir de la carapace des crustacés (crevettes, langoustines, crabes, homards auxquels on a extrait les protéines) qui a été déminéralisée, laissant une substance appelée chitine, un polymère de glucosamine. La chitine est alors dépolymérisée.

La glucosamine se présente généralement sous la forme de sulfate de glucosamine, mais on en trouve également sous la forme de chlorhydrate de glucosamine et de N-acétylglucosamine (NAG). Comme la glucosamine, les suppléments de chondroïtine proviennent de sources naturelles. Celle-ci est habituellement extraite du cartilage de bœuf (plus précisément de la trachée), mais aussi du cartilage de porc et de requin.

La glucosamine et la chondroïtine soulagent à court terme la douleur et l'inflammation, diminuent la rigidité et, à long terme, ralentissent l'évolution de plusieurs types d'arthrite, dont l'arthrose, en réduisant la détérioration du cartilage. Comment cela fonctionne-t-il?

En ce qui concerne la glucosamine, on n'a pas encore élucidé son mécanisme d'action, mais il est possible qu'elle augmente l'action lubrifiante du liquide synovial. Elle stimulerait également la production de protéines nécessaires à la formation du cartilage et inhiberait le processus de dégénérescence articulaire. La glucosamine jouerait un rôle crucial dans le maintien de l'intégralité du cartilage de toutes les articulations en stimulant la synthèse macromoléculaire des cellules du cartilage.

Quant à la chondroïtine, son rôle est encore moins connu que celui de la glucosamine. On croit qu'elle ne fait que soulager les symptômes, mais elle protégerait aussi les articulations contre une dégradation ultérieure du cartilage et favoriserait une certaine régénération des tissus cartilagineux. La chondroïtine agirait en effet en augmentant elle aussi l'action lubrifiante du liquide synovial, ralentissant ainsi la dégradation du cartilage. Elle empêcherait la production d'enzymes responsables de la destruction du cartilage et aurait un effet anti-inflammatoire. On pense qu'elle inhiberait aussi les enzymes responsables de la dégénérescence macromoléculaire des cellules du cartilage.

Mais attention, l'efficacité de la glucosamine et de la chondroïtine prises à des fins thérapeutiques n'a pas été démontrée scientifiquement et de façon convaincante par des études cliniques de grande envergure. Leurs effets font toujours l'objet d'un débat. De plus, la preuve de l'efficacité de la chondroïtine est encore moins étoffée que celle de la glucosamine. Dans les milieux médicaux, on considère que des recherches bien structurées et une méta-analyse permettront de fournir aux médecins l'information nécessaire pour qu'ils puissent avertir leurs patients au sujet des risques et des bénéfices de ces suppléments.

Des essais cliniques ont quand même révélé que des préparations de glucosamine et de chondroïtine pour les symptômes d'arthrose ont démontré des effets modérés à majeurs, à un point tel que les autorités scientifiques reconnaissent qu'un certain degré d'efficacité doit être admis pour ces produits.

Des mises en garde

Avant de se réjouir, les personnes arthritiques devraient être mises en garde envers certains faits. En effet, puisque la production de suppléments diététiques n'est pas réglementée, la pureté des produits ou la dose des substances actives ne peuvent pas être indiquées, c'est-à-dire que la qualité des produits n'est pas assurée. Aussi, la qualité semble varier selon les marques, car on a constaté que certaines d'entre elles semblaient mieux soulager la douleur que d'autres.

De plus, plusieurs suppléments commerciaux ne contiendraient pas la quantité de glucosamine ou de chondroïtine annoncée sur l'étiquette. Par exemple, on a déjà étudié treize produits renfermant ces deux substances. Seuls six de ces produits contenaient réellement la quantité annoncée de chondroïtine. Par ailleurs, les analyses de dix produits affirmant ne renfermer que de la chondroïtine dérivée de vache ont révélé que cinq étaient effectivement d'origine bovine, trois d'origine porcine et trois d'origine non identifiable... La plupart des fabricants de suppléments achètent des volumes de glucosamine et de chondroïtine en provenance de pays où les standards de fabrication sont loin d'être idéaux.

Certaines compagnies annoncent que l'ingestion en grande quantité de glucosamine et de chondroïtine peut aider à reconstruire le cartilage endommagé. Il n'existe aucune preuve qu'un produit quelconque puisse fabriquer à nouveau le cartilage détérioré. Il est également utile de savoir que plusieurs types de suppléments de glucosamine (sulfate, hydrochloride, etc.) sont actuellement vendus, mais que seul le sulfate de glucosamine a été étudié.

En ce qui concerne les effets secondaires de la glucosamine et de la chondroïtine, on ne souligne rien de sérieux, si ce n'est l'augmentation de gaz intestinaux et des selles plus molles. Il n'y a eu aucun rapport de réactions allergiques à ces produits et il n'existe aucune interaction connue avec des médicaments ou des plantes. Bref, il semble que ces produits soient sans danger. Cependant, la prudence reste de mise pour certaines personnes. Par exemple, les personnes allergiques aux fruits de mer devraient se méfier de la glucosamine puisqu'elle est un dérivé de squelettes et de carapaces d'organismes marins. Théoriquement, la chondroïtine pourrait avoir un léger effet anticoagulant; elle pourrait donc causer des problèmes aux personnes ayant des troubles de la coagulation sanguine comme l'hémophilie.

Les personnes diabétiques devraient vérifier leur glycémie plus étroitement si elles utilisent un supplément de glucosamine, car celle-ci risque de déséquilibrer la concentration de sucre dans le sang. En effet, la recherche chez des animaux a soulevé la possibilité que la glucosamine puisse aggraver la résistance à l'insuline. Il ne s'agit là que d'une hypothèse car on n'a encore jamais démontré, chez les humains, de lien entre la glucosamine prise oralement et un effet sur le diabète. De plus, aucun incident de ce type n'a été rapporté à ce jour. Par contre, la glucosamine peut être confondue avec du sucre par le lecteur de glycémie (ou glucomètre) quand on mesure son taux de sucre. Elle pourrait donc provoquer des résultats de lecture faussement élevés appelés «faux positifs», ce qui peut affecter le suivi de la maladie chez les diabétiques.

Enfin, la glucosamine n'est pas conseillée aux personnes qui souffrent d'hypertension ou qui ont un taux élevé de lipides dans le sang. La glucosamine et la chondroïtine sont à éviter durant la grossesse et l'allaitement en raison du manque de données toxicologiques.

Les plantes médicinales

La phytothérapie, c'est la médecine par les plantes, et les plantes médicinales sont les produits de soins de santé les plus vieux du monde. Cette thérapeutique utilise en effet des extraits de plantes et de fleurs pour prévenir et soulager un vaste éventail d'affections, allant du mal de tête à la dépression, en passant par le syndrome prémenstruel, l'insomnie, l'arthrite, etc. Non seulement les plantes et les herbes médicinales sont-elles fréquemment utilisées pour les soins primaires ou dans le traitement des affections bénignes, mais elles entrent également dans la composition d'un grand nombre de produits pharmaceutiques d'usage courant. Les parties des plantes utilisées sont parfois les feuilles ou les racines, les tiges ou les fleurs. Selon la plante, on peut employer une seule ou plusieurs de ses parties.

Les sources de renseignements sont variées quant à la valeur thérapeutique d'une plante. Elles peuvent provenir d'usages traditionnels, du folklore rural de certains pays, de recherches scientifiques, botaniques, médicales ou autres. Les interprétations peuvent donc fluctuer en ce qui concerne les effets réels de certaines plantes. Cependant, la phytothérapie est soumise à moins de polémiques que d'autres thérapies de la médecine douce et la communauté scientifique ne la voit pas d'un mauvais œil. C'est que les plantes possèdent des molécules dont on peut, grâce à certaines techniques chimiques, isoler le principe actif et l'incorporer (en dose normale) ensuite dans des comprimés, des capsules, des pommades, etc. Les explications pharmacologiques se rapprochent donc de la médecine occidentale.

Voyons quelques exemples de plantes médicinales qui agiraient contre l'arthrite. La **prèle des champs**, appelée couramment queue-de-cheval ou queue-de-rat, soulage et traite la tendinite en plus de renforcer le traitement associé aux douleurs articulaires. L'**actée à grappe** diminue l'inflammation attribuable à l'arthrite et au rhumatisme, mais son usage médical s'est davantage fondé sur l'expérience clinique que sur les études scientifiques. L'harpagophytum, ou **griffes du diable**, est reconnu pour soulager les douleurs musculosquelettiques et aux articulations ; c'est la racine qui est utilisée, mais le produit se présente généralement sous forme de capsules. L'harpagophytum pousse en Afrique et doit donc être importé en Amérique. C'est une des plantes les plus vendues du monde, mais elle commence à se faire rare. L'**onagre**, aussi appelé herbe aux ânes ou primevère du soir, traite, grâce à l'huile qu'on en extrait, les maladies auto-immunes comme le lupus et la polyarthrite rhumatoïde en plus de lutter contre l'inflammation chronique. Le **saule blanc** est une plante médicinale indiquée lors de douleurs arthritiques. Il est utilisé aussi pour abaisser la fièvre. On utilise son écorce pour la transformer en comprimés, en capsules ou en tisanes (infusions). L'**igname sauvage** et la **réglisse** sont aussi connues pour soulager les douleurs arthritiques et rhumatismales.

D'autres suppléments comme l'**ortie**, la **verge d'or**, le **gingembre**, le **curcuma**, le **yucca**, la **luzerne**, la **griffe de chat** et le **boswellia** (on recommande de prendre le boswellia en même temps qu'un supplément de sulfate de glucosamine) auraient des propriétés anti-inflammatoires ou soulageraient les douleurs associées à l'arthrite. Certains prétendent que les suppléments de collagène, une substance que l'on trouve dans le cartilage de poulet et qui serait impliquée dans la réparation de plusieurs tissus, pourraient favoriser une diminution du gonflement et de la sensibilité des articulations, sans aucun effet secondaire.

Jetons maintenant un coup d'œil aux contre-indications rattachées à ces produits. Ainsi, l'**actée à grappe** est contre-indiquée pendant les trois premiers mois de la grossesse et pendant l'allaitement. La **prèle** est déconseillée aux enfants de 12 ans et moins ainsi qu'aux femmes enceintes et à celles qui allaitent. Ce produit est également déconseillé aux personnes qui souffrent d'insuffisance rénale ou cardiaque ainsi que de troubles hépatiques. Les effets légèrement diurétiques de la prèle pourraient s'ajouter à ceux d'un diurétique de synthèse et pourraient causer une déshydratation dangereuse pour les personnes traitées au lithium. À cause de ses effets diurétiques, la prèle peut aussi engendrer une perte de potassium, ce qui peut représenter un danger pour certaines personnes.

L'**igname sauvage** est contre-indiquée aux femmes enceintes et à celles qui allaitent ainsi qu'à celles qui souffrent du cancer du sein ou des ovaires, ou encore aux personnes souffrant d'obstruction ou d'inflammation des voies biliaires. Les personnes qui souffrent de maladies du foie ne devraient pas prendre l'igname sauvage. L'**onagre** est déconseillée à celles qui prennent des anticonvulsivants ou des antipsychotiques. On soupçonne par ailleurs que l'onagre augmente l'effet des anticoagulants et des antithrombotiques, des antiplaquettaires, des dérivés des acides salicylés, des autres anti-inflammatoires non stéroïdiens et de certains autres médicaments. Les personnes qui souffrent de troubles cardiovasculaires ou qui éprouvent des problèmes avec leur tension artérielle devraient consulter un médecin avant de prendre de la racine de **griffes du diable,** car des essais sur des animaux ont démontré que la plante pouvait agir sur le rythme cardiaque et la tension artérielle. Cette plante est par ailleurs contre-indiquée en cas d'ulcère gastrique ou d'ulcère du duodénum, et rien ne prouve encore qu'elle ne présente pas de danger pour les femmes enceintes et celles qui allaitent. Quant à la **réglisse**, il faut vraiment s'en méfier; les contre-indications sont très nombreuses, de même que les interactions médicamenteuses défavorables connues et suspectées. De plus, la réglisse contient principalement du sucre, ce qui cause un problème aux diabétiques. Le **saule blanc** n'est pas indiqué en cas d'hypersensibilité aux salicylés (molécule de l'aspirine) et il présente un risque possible d'interaction avec d'autres médicaments.

Il semblerait que toutes les plantes ont un effet sur la santé, qu'il soit positif ou négatif. Cependant, les usages médicinaux ne sont pas tous connus ; par ailleurs, nous savons que l'utilisation incorrecte d'une plante ou de ses parties à des fins thérapeutiques peut avoir des conséquences graves. L'usage des plantes anti-inflammatoires est surtout intéressant en début de traitement, pour soulager les douleurs. Les doses efficaces sont bien établies, mais les produits en vente libre sont souvent moins puissants que les produits étudiés en laboratoire. Plusieurs personnes ne ressentent donc pas les effets escomptés. Néanmoins, aux bons dosages, la puissance anti-inflammatoire et analgésique de ces plantes est au moins comparable à celle de l'acétaminophène. Toutefois, pour les pathologies graves comme la polyarthrite rhumatoïde, l'efficacité des plantes médicinales reste à démontrer. Dans tous les cas, il est recommandé de bien lire la notice sur l'emballage.

Les vitamines

Les vitamines C et D seraient particulièrement utiles aux personnes arthritiques. Les propriétés de la vitamine C sont nombreuses. Elle a un pouvoir analgésique et possède des propriétés anti-inflammatoires en plus d'être un puissant antioxydant. Elle est également nécessaire à la synthèse du collagène. Il faut prendre de 2000 mg à 3000 mg de vitamine C par jour.

Quant à la vitamine D, elle est très sollicitée par les cellules osseuses. Elle intervient aussi dans la contraction des muscles, les défenses immunitaires, les membranes des cellules. On a remarqué que les arthritiques qui manquent de vitamine D ressentent davantage les douleurs que ceux qui en disposent de bonnes réserves.

Un nouveau règlement

De plus en plus de personnes souhaitent avoir un accès accru aux produits de santé naturels, mais elles veulent aussi avoir l'assurance de leur sécurité et de leur qualité. Jusqu'à tout récemment, rien ne garantissait la qualité de ces produits et les renseignements qui apparaissaient sur les étiquettes étaient plus ou moins vérifiables.

Or, depuis le 1er janvier 2004, le secteur des produits de santé naturels est réglementé. En effet, la Direction des produits de santé naturels, qui se trouve sous la supervision de la Direction générale des produits de santé et des aliments de Santé Canada, a fait adopter une réglementation spécifique visant le secteur des produits de santé naturels. Y sont regroupés les vitamines et les minéraux, les remèdes à base de plantes médicinales, les remèdes homéopathiques, les remèdes traditionnels, les probiotiques et d'autres produits comme les amino-acides et les acides gras essentiels.

Les consommateurs ont donc accès à toute une gamme de produits de santé naturels tout en ayant la certitude que leur innocuité, leur qualité et les allégations santé ont fait l'objet d'une évaluation. Pour le moment, ce ne sont que les produits commercialisés depuis le 1er janvier 2004 qui y sont assujettis ; les autres le seront d'ici quelques années puisque la mise en application du nouveau règlement s'échelonnera sur six ans. Quant aux produits qui étaient en vente avant la mise en place du règlement, les premiers effets se feront sentir à compter de 2006 et se poursuivront jusqu'en 2010.

Des renseignements détaillés

Le Règlement sur les produits de santé naturels vise à hausser les normes de l'industrie. Il exige principalement un meilleur étiquetage, de bonnes pratiques de fabrication et des allégations relatives à la santé basées sur des faits. Dorénavant, le fabricant devra obtenir une licence de produit avant de vendre un produit de santé naturel au Canada. Pour obtenir cette licence, il devra fournir à Santé Canada des renseignements détaillés sur le produit, dont les ingrédients médicinaux et non médicinaux, la source, l'activité et l'usage recommandé. Lorsque Santé Canada aura évalué le produit, il lui attribuera un numéro de licence de produit précédé des lettres NPN ou DIN-HM s'il s'agit d'un produit homéopathique. Ce numéro de licence apparaissant sur l'étiquette confirmera que Santé Canada a vérifié et approuvé l'innocuité et l'efficacité du produit.

En somme, l'examen préalable à la mise en marché fera en sorte que ce qui figure sur l'étiquette indiquera bien le contenu de la bouteille et à quoi précisément sert le produit. Les fabricants devront donc inscrire davantage de renseignements sur l'étiquette de leurs produits afin que le consommateur soit en mesure de prendre des décisions éclairées au sujet des produits de santé naturels qu'il achète.

Que pourrons-nous lire sur les étiquettes des produits naturels autorisés par Santé Canada? Comme nous l'avons mentionné précédemment, l'étiquette comportera un numéro d'identification précédé des lettres NPN et DIN-HM (remèdes homéopatiques) qui indiqueront que Santé Canada s'est assuré de l'innocuité, de la qualité et des allégations santé du produit. L'étiquette devra aussi inclure: la marque déposée, le nom usuel du produit, le mode d'emploi (l'usage, la dose, la voie d'administration et la durée d'utilisation recommandées), le contenu net et la forme, la quantité d'ingrédients médicinaux par unité, les risques associés au produit, y compris les effets indésirables connus associés à l'utilisation de ce produit, les contre-indications et les interactions avec les médicaments, la source ou la partie utilisée s'il s'agit d'une plante, les ingrédients médicinaux et non médicinaux, le nom et l'adresse du titulaire de la licence d'exploitation, les conditions d'entreposage recommandées, le numéro de lot et la date limite d'utilisation.

Certains se demanderont s'il y aura assez de place pour indiquer tous ces renseignements sur les petits flacons. La Direction des produits de santé naturels a prévu le coup. Dans le cas où il n'y aurait pas suffisamment de place sur l'étiquette, il y aura une note suggérant de prendre connaissance de l'information en téléphonant au fabricant, en visitant son site Web, ou encore en lisant le dépliant joint au produit ou présenté à côté de celui-ci sur la tablette du marchand.

Prudence!

En ce qui concerne plus particulièrement les produits de santé naturels, ils peuvent faire beaucoup de bien, mais en attendant l'application complète du règlement de Santé Canada, il faut tout de même les utiliser avec prudence. On a vu précédemment que plusieurs composés des produits naturels ne sont pas inoffensifs et provoquent des effets secondaires fâcheux. Ils peuvent également interagir entre eux et avec l'action de certains médicaments. Il va donc de soi que les personnes arthritiques qui décident d'acheter des suppléments de glucosamine et de chondroïtine ou de tout autre produit ayant des propriétés thérapeutiques dans un magasin d'aliments naturels devraient vérifier, autant que faire se peut, la qualité du produit. Dans les magasins, il faut demander si le vendeur ou la vendeuse a de l'expérience relativement à l'utilisation de ces produits. On peut consulter préalablement un ouvrage spécialisé et s'adresser à un médecin, à un pharmacien, à un naturopathe ou à un botaniste pour obtenir des conseils.

Il y a souvent un certain nombre de risques et d'avantages à définir et à analyser pour un cas particulier. Voilà pourquoi, comme pour tout traitement, les personnes arthritiques qui veulent prendre des suppléments devraient discuter avec leur médecin des avantages et des risques de ces produits. Les risques reliés à un produit de santé découlent de plusieurs facteurs : les propriétés du produit lui-même, la maladie ou l'état pathologique traité, la prise simultanée d'un autre produit de santé, une allergie imprévisible ou toute autre réaction particulière à un produit, un mauvais usage ou une prédisposition génétique à l'apparition de certains effets. La situation de chaque patient doit être évaluée par un professionnel de la santé compétent avant que le produit soit prescrit, pour s'assurer que les avantages sont suffisants par rapport aux risques.

Il faut par ailleurs être conscient que le monde des médecines douces et des produits de santé naturels n'est pas plus parfait que celui de la médecine occidentale. Ce sont aussi des domaines où cohabitent esprit scientifique, tradition séculaire et intérêts économiques. Alors, un conseil aux personnes qui voudraient utiliser ces produits : variez les sources d'information, lisez toute la documentation possible et consultez de nombreux spécialistes.

Chapitre 11

Quelques statistiques

Dans le monde, les personnes atteintes d'arthrite se comptent par millions. En outre, le nombre d'hommes, de femmes et d'enfants affectés par cette maladie dégénérative s'accroît à mesure que la population mondiale vieillit. Si on considère seulement les deux formes les plus répandues d'arthrite, on estime que 80 millions de personnes sont atteintes d'arthrose tandis que plus de 10 millions ont des problèmes de santé reliés à l'arthrite rhumatoïde.

Aux États-Unis, approximativement 60 % des personnes âgées de 70 ans ou plus souffrent d'arthrite. En France, la forme la plus répandue des maladies arthritiques, l'arthrose, affecte presque 6 millions de personnes, soit 10 % de la population. Au Canada, l'Enquête sur la santé dans les collectivités canadiennes réalisée en 2000 a révélé que les différentes formes d'arthrite apparaissent parmi les affections chroniques les plus courantes et atteignant 4 millions de personnes chez les 15 ans et plus, soit environ 1 individu sur 7. Les deux tiers de ces personnes sont des femmes et près de 60 % d'entre elles sont âgées de moins de 65 ans. Selon les résultats de l'Enquête, 16 % des Canadiens âgés de 15 ans et plus considèrent que l'arthrite constitue pour eux un problème de santé endémique et près de trois arthritiques sur cinq sont âgés entre 30 et 50 ans.

Dans la tranche d'âge des 65 ans ou plus, 47 % des Canadiens disent souffrir de l'arthrite. En 2000, l'arthrite se classait deuxième parmi les problèmes de santé les plus souvent signalés par les femmes et troisième parmi les problèmes de santé les plus fréquemment signalés par les hommes. En général, la maladie touche deux fois plus de femmes que d'hommes, mais chez les gens de moins de 45 ans, il s'agit plus souvent d'hommes que de femmes.

La forme d'arthrite la plus courante au Canada, comme partout d'ailleurs, est l'arthrose. Cette affection touche une personne sur 10 dans l'ensemble de la population, c'est-à-dire environ trois millions de Canadiens. La polyarthrite rhumatoïde et la spondylarthrite ankylosante représentent les deux autres formes les plus fréquentes d'arthrite et atteignent chacune près de 300 000 Canadiens, soit approximativement une personne sur 100. Dans le cas de la spondylarthrite ankylosante, la maladie est trois fois plus courante chez les hommes que chez les femmes.

Les tendances

Avec le vieillissement des *baby-boomers*, on s'attend à ce que le nombre de Canadiens souffrant de maladies arthritiques ou d'affections apparentées progresse rapidement au cours des prochaines années. Nous entrons en effet dans une ère nouvelle où l'âge moyen de la population augmente continuellement. Quelque 23 % des Canadiens atteindront 65 ans ou plus en 2035, comparativement à 12 % en 1999. Les épidémiologistes prédisent qu'il y aura annuellement environ 100 000 nouveaux cas d'arthrite durant les 30 prochaines années, ce qui signifie une augmentation d'un million par décennie. Autrement dit, on s'attend à ce que d'ici 30 ans, le nombre de Canadiens souffrant d'arthrite augmente de trois millions. Les personnes de 55 ans ou plus représenteront l'essentiel de cette augmentation.

En ce qui concerne plus particulièrement l'arthrose, une maladie dégénérative des articulations étroitement liée à l'âge, il se pourrait qu'à 75 ans tout le monde présente des changements caractéristiques de l'arthrose à la radiographie (certains sujets ne ressentent pas de symptômes évidents) à au moins une articulation. Aujourd'hui, environ 65 % des personnes de 60 ans ou plus souffrent d'arthrose et la fréquence augmente proportionnellement avec l'âge. Cependant, l'arthrose n'est pas seulement l'apanage des aînés. En fait, chez 60 % des sujets atteints, l'affection apparaît avant l'âge de 65 ans et chez 20 % d'entre eux, elle se manifeste avant l'âge de 45 ans.

Au Québec, la tendance est à peu près la même que dans l'ensemble du Canada en ce qui concerne la prévalence des maladies arthritiques. Un million de Québécois, dont 1 500 enfants, souffrent d'une forme ou d'une autre d'arthrite. Une enquête réalisée en collaboration avec le ministère de la Santé et des Services sociaux, les administrations régionales de santé publique et l'Institut national de santé publique révèle qu'une personne sur neuf se déclare en moyenne ou en mauvaise santé. Cette recherche indique aussi que les principaux problèmes de santé révélés en 1998 sont l'arthrite et les maux de tête, ce qui équivaut à la situation observée dix ans plus tôt.

Rien ne laisse croire que les maladies arthritiques, qui touchent un Québécois sur sept, diminueront. Au contraire. Au Québec, les facteurs de risque comme l'âge, l'obésité et la sédentarité sont en hausse. Premièrement, la population est vieillissante. La part des personnes de 65 ans et plus ne cesse d'augmenter pendant qu'à l'inverse, celle des jeunes de moins de 15 ans diminue constamment. Deuxièmement, la population québécoise est de plus en plus sédentaire alors que la moitié des adultes ne pratique aucune activité physique de loisir sur une base hebdomadaire. Enfin, on constate que trois personnes de 15 ans et plus sur 10 accusent un excès de poids et que cette tendance est à la hausse. Rien de réjouissant donc, tant au Québec qu'au Canada.

Les coûts

Le phénomène apparaît d'autant plus troublant que les affections musculosquelettiques (dont l'arthrite) sont une des causes les plus répandues d'incapacité physique et dont le fardeau total est évalué à 16,4 milliards de dollars sur l'économie canadienne (Fardeau économique de la maladie au Canada, 1998). Seules les maladies cardiovasculaires les devancent par les coûts astronomiques qu'elles imposent. Du chiffre de 16,4 milliards, 2,6 milliards de dollars représentent des coûts directs et 13,7 milliards de dollars correspondent à des coûts indirects. Les coûts directs comprennent l'hospitalisation, la chirurgie, les soins chroniques, les visites médicales, les consultations paramédicales, les médicaments, les prothèses, les moyens de déplacement et les transports adaptés. Les coûts indirects englobent les journées de travail perdues, la baisse de rendement, l'invalidité chronique, l'accroissement de la mortalité associée à la maladie, les complications, le traitement des complications et l'impact négatif sur la productivité des membres de la famille qui agissent comme soignants.

Comme on peut le voir, les coûts économiques directs sont bien inférieurs (cinq fois moins) aux coûts indirects. On le comprend facilement si on considère que l'arthrite influence la participation à la vie active. Environ une personne sur dix en âge de travailler a signalé souffrir d'arthrite et, parmi elles, on estime à 600 000 le nombre de Canadiens qui sont dans l'incapacité d'exercer un métier ou une profession en raison des douleurs arthritiques et des problèmes de mobilité qui y sont associés. Dans tous les groupes d'âge, mais surtout chez les 35 à 64 ans, l'arthrite est de deux à trois fois plus susceptible d'entraîner l'invalidité des travailleurs que toutes les autres affections chroniques. En effet, beaucoup de personnes atteintes d'arthrite doivent cesser de travailler et au bout de 10 ans, la moitié d'entre elles deviennent invalides, ce qui fait de l'arthrite une des maladies les plus coûteuses sur le plan social. Les invalidités de longue durée représentent près de 90 % des coûts indirects de l'arthrite et approximativement 80 % de l'ensemble du fardeau économique de la maladie (4,4 milliards de dollars), soit près de 3,5 milliards de dollars. Jusqu'à 70 % de ces coûts sont attribués au groupe d'âge des 35 à 64 ans.

En 1998, les soins hospitaliers pour l'arthrite coûtaient quelque 466,6 millions de dollars, tandis que les médicaments pour les arthritiques représentaient environ 245,7 millions de dollars. Ce chiffre sous-estime vraisemblablement les coûts totaux, car il n'existe pas de données au sujet de certaines dépenses comme les coûts liés aux professionnels de la santé autres que les médecins et les coûts des médicaments en vente libre. Notons que les dépenses de médicaments présentées précédemment ont été évaluées avant l'arrivée sur le marché de nouveaux remèdes contre l'arthrite, comme les inhibiteurs de la COX-2, plusieurs antirhumatismaux modifiant l'évolution de la maladie et les agents biologiques. Ce sont tous des médicaments très coûteux, ce qui nous porte à croire que les dépenses de médicaments apparaissent beaucoup plus importantes de nos jours qu'en 1998. Certaines sources allèguent que le fardeau économique de l'arthrite aurait doublé depuis 1998 pour se situer aujourd'hui à près de 9 milliards de dollars par année, ce qui représenterait la deuxième dépense en santé en importance au Canada.

L'arthrite est une maladie socialement et économiquement coûteuse, mais contrairement au cancer ou aux maladies cardiovasculaires, on n'en meurt pas. Enfin, pas beaucoup. En 1998, les différentes formes d'arthrite étaient signalées comme des causes sous-jacentes de décès dans 2,4 cas sur 100 000 au

Canada, ce qui est quand même une cause indirecte de décès plus fréquente que le mélanome et l'asthme, par exemple. Mais on peut présumer que le fardeau de la mortalité est encore plus lourd concernant l'arthrite. En effet, les complications résultant d'un traitement contre l'arthrite ne sont pas comptabilisées dans les statistiques. Par exemple, on sait que les personnes souffrant d'arthrite consomment plus souvent des anti-inflammatoires non stéroïdiens qui causent fréquemment des saignements gastro-intestinaux et que ces derniers ont été responsables de 1 322 décès en 1998.

Chapitre 12

Les progrès de la recherche

En prenant connaissance de tous les chiffres présentés au chapitre précédent, il est difficile de ne pas regarder l'avenir avec une certaine appréhension. Toutefois, les statistiques ne sont pas toutes décourageantes. En effet, selon les données de l'Enquête nationale sur la santé de la population de 1998-1999 et de l'Enquête santé Canada de 1978-1979, les personnes âgées de 45 à 64 ans aujourd'hui sont généralement en meilleure santé que celles qui appartenaient à ce groupe d'âge il y a deux décennies. En effet, au cours des 20 dernières années, la prévalence de l'arthrite ou du rhumatisme a diminué chez les individus de ce groupe d'âge.

L'évolution

Il faut croire que les efforts déployés pour prévenir la maladie et promouvoir la santé ont contribué à améliorer la santé des personnes d'âge mûr. Cependant, on doit aussi une bonne partie de cette amélioration à l'évolution des moyens thérapeutiques, et les chercheurs poursuivent leurs efforts dans plusieurs domaines pour guérir certaines formes d'arthrite ou, du moins, pour en arrêter la progression, même s'il est très difficile de régénérer complètement des tissus cartilagineux.

Grâce aux progrès de la recherche, notamment en génétique, en bioingénierie et en biologie moléculaire et cellulaire, la médecine dispose aujourd'hui de ressources inimaginables il y a à peine dix ans. Tant sur le plan de la recherche appliquée que de la recherche fondamentale et de la recherche clinique, les progrès rapides de la science permettent les plus grands espoirs. La recherche médicale continue de progresser et on imagine pouvoir concrétiser demain les espoirs suscités par les découvertes les plus récentes. Certes, plusieurs des études en cours pourraient prendre des années avant d'être appliquées concrètement auprès des malades, mais d'autres résultats de recherches sont maintenant étudiés comme les cibles de nouvelles thérapies. Par exemple, une cinquantaine de nouveaux médicaments sont actuellement mis au point dans des laboratoires partout dans le monde. Au Canada, 16 nouveaux médicaments pour le traitement des troubles musculosquelettiques sont actuellement à l'étude, dont 11 pour l'arthrite.

Toutes ces études amélioreront les protocoles existants et mèneront à des approches nouvelles dans le traitement des maladies arthritiques, que ce soit pour soulager la douleur, pour prévenir la dégénérescence articulaire, pour parfaire le diagnostic, etc. Seulement au Canada, le Réseau canadien de l'arthrite regroupe une centaine de chercheurs et leurs équipes qui proviennent d'une quarantaine de centres de recherche disséminés partout au pays. En Europe et aux États-Unis, les scientifiques sont également très actifs dans plusieurs champs d'exploration. L'équipe de recherche comprend souvent de nombreux spécialistes œuvrant dans plusieurs disciplines en sciences de la santé.

Des exemples de travaux de recherche

Les anomalies au niveau du cartilage ou de la structure des articulations étant transmises de génération en génération dans certaines familles, on peut penser que certaines formes d'arthrite peuvent découler de problèmes articulaires héréditaires. La recherche dans le domaine de la génétique permettra bientôt d'identifier les quelque 4000 gènes responsables des prédispositions aux maladies. Des chercheurs de plusieurs pays ont adhéré à un programme international qui vise à séquencer exhaustivement les trois milliards de nucléotides figurant dans la totalité de l'ADN chromosomique humain. Grâce à cela, on disposera prochainement du catalogue complet des 100 000 gènes composant le patrimoine génétique humain, ce qui facilitera la tâche aux scientifiques qui essaient d'établir les facteurs génétiques et les médiateurs de l'inflammation reliés à différentes formes d'arthrite, dont la polyarthrite rhumatoïde et la spondylarthrite ankylosante. Par exemple, on serait sur le point de découvrir au moins un nouveau gène de prédisposition de la polyarthrite rhumatoïde. Une fois le gène identifié, il sera plus facile de trouver un traitement définitif de la maladie.

D'autres travaux pourraient déboucher sur la mise au point de nouveaux médicaments capables de prévenir la destruction des os et d'autres en granules plus commodes à prendre et moins chers que certains qui s'administrent seulement par injection. Les conclusions d'autres études ouvrent la voie à la création d'inhibiteurs spécifiques qui pourraient bloquer les réponses immunitaires excessives et à la préparation d'une nouvelle classe d'agents anti-inflammatoires pour le traitement de l'arthrite. Aussi, les résultats d'autres recherches entraîneront la mise au point de nouveaux traitements qui prendront en compte tant les patients que leur environnement social et familial.

Les chercheurs disposent d'instruments de plus en plus perfectionnés qui leur permettent de détecter simultanément plusieurs molécules dans le même échantillon. Ils peuvent ainsi étudier des échantillons sanguins et des tissus synoviaux enflammés de patients aux premiers stades de l'arthrite pour déterminer les voies moléculaires qui sont importantes à cette étape de la maladie. Ces outils plus perfectionnés leur permettent également de faire des recherches plus pointues sur des cellules d'articulations enflammées et de découvrir avec une plus grande précision les propriétés biochimiques du cartilage.

Les chercheurs ont trouvé beaucoup de composantes du système immunitaire qui interviennent dans l'inflammation, comme les lymphocytes B et T, les cytokines (TNF et Interleukin-1) et les chimiokines. Les résultats de ces recherches ont déjà permis la fabrication de médicaments. Le travail se poursuit. L'objectif est de découvrir encore de nouveaux inhibiteurs qui bloqueront efficacement le recrutement et l'activation de cellules immunitaires pro-inflammatoires et de cellules inflammatoires dans le cartilage articulaire et la synoviale. On vient notamment de mettre au jour un des mécanismes qui contrôlent la production d'anticorps par les lymphocytes B, des cellules normalement chargées de combattre les infections, mais qui finissent par sécréter tellement d'anticorps que ces derniers se retournent contre l'organisme. Cette percée majeure pourrait révolutionner le traitement des maladies auto-immunes comme dans le cas de la polyarthrite rhumatoïde où un excès d'anticorps entraîne une dégradation des tissus articulaires.

Des chercheurs utilisent par ailleurs les cristaux d'urate, souvent en cause dans la goutte, pour étudier divers aspects du mécanisme de l'inflammation tels que la régulation de l'expression de certaines protéines, la synthèse de médiateurs chimiques comme les prostaglandines et les leucotriènes, ou la transmission de l'information à l'intérieur même des cellules. Par ailleurs, l'inflammation d'une articulation provoque souvent la disparition progressive des tissus osseux, ce qu'on appelle la résorption osseuse, fréquente dans différentes formes d'arthrite. Des scientifiques essaient de mieux comprendre ce phénomène en plaçant des cristaux d'acide urique en contact avec des cellules osseuses humaines. Ils simulent ainsi ce qui se passe dans le cas de la goutte et peuvent observer la réaction des différentes cellules. Les chercheurs espèrent mieux comprendre les liens complexes entre les cellules qui contribuent au bon état de la matière osseuse et celles qui activent le mécanisme inflammatoire.

Dans le domaine de la biologie moléculaire et cellulaire, des chercheurs s'intéressent, entre autres, aux processus qui gouvernent le développement des os et du cartilage et leur régénération. Ils travaillent notamment sur le dérèglement des substances chimiques qui assurent l'équilibre entre le travail des cellules qui détruisent l'os (ostéoclastes) et celles qui créent des tissus osseux (ostéoblastes). Ce dérèglement pourrait être associé à la phase active de certaines maladies inflammatoires.

Dans le domaine de la bioingénierie, les chercheurs s'activent à la reconstruction des tissus pour tenter de réussir à remplacer le cartilage, les disques vertébraux ou les ligaments de certains patients. Un des objectifs est de créer un nouveau cartilage *in vitro* et de préparer son implantation subséquente dans l'articulation endommagée. Pour y arriver, les spécialistes s'efforcent de réglementer étroitement le comportement de cellules spécifiques (chondrocytes) à l'intérieur du cartilage modifié. Chez des animaux de laboratoire, d'autres chercheurs expérimentent l'utilisation de la sialoprotéine osseuse, qui joue un rôle dans la minéralisation des os. Ils espèrent ainsi trouver le moyen de régénérer les os en activant la formation de nouveaux tissus osseux.

Soupçonnant que la polyarthrite et certaines autres formes d'arthrite résulteraient d'une instabilité de l'organisation immunitaire, certains chercheurs pensent que le problème se situerait davantage dans le système nerveux plutôt que dans les articulations elles-mêmes et cherchent donc à savoir si la présence d'interférences nerveuses ne jouerait pas un rôle dans la progression de la maladie. D'autres tentent de mieux comprendre la douleur dans le but de la traiter. C'est pourquoi ils examinent les effets des substances libérées par les terminaisons nerveuses sur les articulations. On observe également les mécanismes moléculaires qui, au niveau des systèmes articulaire et nerveux, conduisent aux sensations de douleur et de fatigue liées à l'arthrose. Le but est de déceler les altérations biochimiques se déroulant dans les articulations et leur voisinage susceptibles de déclencher de la douleur.

D'autre part, il est clairement démontré qu'un diagnostic hâtif facilite grandement le traitement des maladies arthritiques. Les chercheurs ne l'ignorent pas et tentent de mettre au point des outils de dépistage précoce qui permettront d'intervenir plus tôt et de limiter ainsi les conséquences des affections articulaires. Par exemple, on travaille à l'élaboration de tests diagnostiques sanguins de dépistage de l'usure du cartilage et de nouvelles techniques d'imagerie et d'administration de médicaments à l'intérieur des articulations.

On ne néglige pas non plus certains éléments qui peuvent contribuer à l'amélioration de la qualité de vie des personnes arthritiques. Des chercheurs étudient les déterminants et les conséquences de la douleur et de la fatigue. Ils explorent ainsi les relations entre la douleur, la fatigue, le sommeil et la santé mentale chez les personnes atteintes en relation avec l'appui de la famille et des amis ainsi que les traitements habituels de la maladie. D'autres examinent le poids de l'arthrose dans les activités de la vie courante ainsi que ses coûts économiques et ses répercussions psychologiques. Enfin, d'autres encore veulent bâtir un registre canadien de l'arthrite et étudient les retombées socioéconomiques de cette maladie.

En terminant, il est peut-être pertinent de noter que des données de Santé Canada, qui remontent à quelques années, indiquent que le fardeau économique des maladies musculo-squelettiques (dont l'arthrite) au Canada représente 10,3 % du fardeau économique total de toutes les maladies, mais seulement 1,3 % des dépenses dédiées à la recherche dans le domaine des sciences de la santé leur étaient consacrées.

Conclusion

L'arthrite est une maladie qui affecte plusieurs millions de personnes et dans la mesure où on ne connaît pas l'origine précise de la plupart de ses formes, les mesures de prévention sont quasi inexistantes. Certes, l'arthrite peut influer légèrement sur les activités quotidiennes, mais elle peut aussi être plus grave et handicaper considérablement ceux qui en souffrent. Contrairement au cancer ou aux maladies cardiovasculaires, on ne meurt pas directement de l'arthrite. C'est possiblement pour cette raison qu'elle est moins médiatisée. Le problème avec cette affection, c'est qu'on y succombe à petit feu. Les experts affirment en effet que l'arthrite réduit de 12 ans environ l'espérance de vie. Alors, ce n'est pas parce qu'elle n'est pas mortelle qu'elle doit être prise à la légère.

Il est à noter qu'on ne devient pas nécessairement invalide à cause de l'arthrite. Mais les personnes arthritiques souffrent. Comparativement aux individus atteints d'autres maladies chroniques, les arthritiques ressentent plus de douleur, ont un sommeil plus perturbé, sont davantage restreints dans leurs activités, sont plus sujets à la dépression, sont plus touchés par l'invalidité de longue durée et sont plus nombreux à avoir besoin d'aide pour leurs occupations quotidiennes. Si les personnes gravement atteintes sont probablement mieux traitées aujourd'hui, la majorité d'entre elles n'ont toujours pas un accès rapide ou facile aux soins et services requis par leur maladie.

Les spécialistes s'entendent pour dire qu'un des problèmes fondamentaux, c'est que les rhumatologues et les chirurgiens orthopédistes ne sont pas assez nombreux. Même si les médecins de première ligne jouent un rôle capital dans la prise en charge de l'arthrite, il est étrange de constater qu'ils sont souvent peu préparés pour effectuer des diagnostics hâtifs et précis dans le cas d'arthrite. Ce qui n'arrange pas les choses, c'est qu'il n'existe pas de tests de dépistage définitif pour les maladies arthritiques. Cette situation est déplorable quand on sait que certains médicaments spécifiques peuvent ralentir la progression à un stade précoce de la maladie. Des rhumatologues disent que pour mieux préparer les omnipraticiens, on devrait davantage tenir compte du nombre élevé de personnes atteintes d'affections musculosquelettiques lors de la préparation des programmes d'études.

Une fois le mal bien diagnostiqué, le patient doit apprendre à maîtriser sa maladie en diminuant les risques associés à l'arthrite. Cela signifie d'adopter un programme d'exercices, de suivre un bon régime alimentaire et de contrôler son poids. Un tel mode de vie est utile non seulement pour alléger les symptômes de l'arthrite, mais aussi pour dresser un moyen de protection efficace contre les autres maladies. Malgré toute la bonne volonté du monde, l'adoption d'un mode de vie sain ne suffit pas toujours à maîtriser son arthrite. Il ne faut pas oublier que pour le moment, il n'y a aucune possibilité d'en guérir. Alors, on aura recours aux traitements médicamenteux pour atténuer les douleurs, pour réduire l'inflammation, pour préserver les articulations et pour limiter la progression de la maladie.

Mais voilà, plusieurs des médicaments qui soulageaient grandement les personnes arthritiques se trouvent maintenant au banc des accusés. De plus, même les anti-inflammatoires traditionnels sont aujourd'hui considérés comme suspects, étant donné les risques d'infarctus du myocarde et d'accidents vasculaires cérébraux. Il y a fort à parier que, dorénavant, les médecins agiront avec circonspection en prescrivant ces médicaments. Cependant, il ne faut pas oublier qu'avant l'apparition du Vioxx et du Celebrex, plusieurs milliers de personnes ont été gravement affectées par des ulcères et des saignements causés par les anti-inflammatoires classiques et qu'il y a eu de nombreux décès par hémorragies digestives hautes.

Il importe que tout le monde sache si le rapport avantages-risques des coxibs ou des anti-inflammatoires classiques est favorable ou non. Pour en avoir le cœur net, il faudrait peut-être qu'une analyse en profondeur soit effectuée par un groupe indépendant, dissocié de tout intérêt commercial, avec une méthodologie raffinée et cliniquement crédible.

De nouveaux remèdes comme les agents biologiques semblent très efficaces sans laisser apparaître – pour le moment – des effets secondaires trop graves. Mais ils coûtent cher et ne sont pas considérés partout comme un traitement courant. Au Québec notamment, ils font partie de la liste des médicaments d'exception ; ils ne sont donc pas encore reconnus. Par ailleurs, si l'efficacité des plus récents produits pharmaceutiques est en hausse, leurs coûts le sont tout autant. En Ontario, par exemple, les remèdes prescrits pour le traitement de l'arthrite ont coûté plus de 70 millions de dollars en 2000, soit près du double du coût enregistré en 1999 (37 millions de dollars environ). Les nouveaux médicaments biologiques accentueront certainement cette tendance, mais il ne faut pas oublier qu'ils ne sont pas accessibles à tous. Toutefois, les gouvernements devraient savoir que le coût total des remèdes ne représente que 15 % à 20 % des coûts directs de l'arthrite. Étant donné le fardeau économique considérable de l'arthrite et en comptant seulement les coûts associés aux invalidités de longue durée et aux pertes de productivité, les traitements médicamenteux peuvent procurer un bénéfice financier important. Pour toutes ces raisons, l'arthrite devrait être reconnue comme une maladie chronique prioritaire par le réseau de la santé.

Dans un autre ordre d'idées, toutes les données relatives à un produit pharmaceutique homologué devraient être facilement accessibles aux patients afin qu'ils puissent bien évaluer l'efficacité et l'innocuité du médicament. Il est souhaitable que le gouvernement canadien tienne compte des recommandations formulées en ce sens par le Groupe consultatif d'experts qui avait pour mandat de faire le point sur les problèmes d'innocuité des anti-inflammatoires non stéroïdiens, et plus particulièrement des inhibiteurs sélectifs de la COX-2. Considérant que la vaste majorité des anti-inflammatoires non stéroïdiens sont prescrits par des médecins de famille et non par des spécialistes, le Groupe consultatif d'experts a proposé aussi que les lignes directrices concernant ces médicaments devaient être mises à jour régulièrement étant donné le contexte rapidement changeant des essais et des données.

Quoi qu'il en soit, vivre avec l'arthrite est difficile. Outre les thérapies et les différentes cures, l'adhésion à un groupe de soutien ou à un organisme d'entraide peut aider les personnes arthritiques à briser l'isolement et à composer avec la douleur et les contraintes physiques engendrées par la maladie. Au sein d'un tel réseau, on peut échanger avec d'autres gens qui éprouvent les mêmes contraintes et partager des expériences et des trucs pour mieux vivre avec l'arthrite. Par l'entremise de ces groupes, il est possible aussi de rencontrer différentes personnes-ressources qui renseignent sur les nouveaux traitements et les avenues explorées par la recherche médicale. On peut également s'adresser directement à la Société canadienne d'arthrite qui a mis sur pied un programme d'autogestion de l'arthrite, une méthode validée d'amélioration de l'état physique et moral des personnes arthritiques.

De nouveaux médicaments pour le traitement de l'arthrite se profilent à l'horizon. La recherche continue et, avec le temps, on trouvera certainement des remèdes efficaces et sans danger qui aideront à améliorer la qualité de vie des personnes arthritiques.

Table des matières

Remerciements 7

Avertissement 9

Introduction 11

Chapitre 1
Définition et formes d'arthrite 15
Comment fonctionne une articulation ? 17
Les différentes formes d'arthrite 19
   L'arthrose 19
   La polyarthrite rhumatoïde 21
   L'arthrite infectieuse 24
   L'arthrite réactive 24
   La spondylarthrite ankylosante 24
   L'arthrite à cristaux ou l'arthrite microcristalline 25
   Le lupus 25
   L'arthrite psoriasique 26
   Le syndrome du canal carpien 26
   L'arthrite juvénile 26
   La sclérodermie 26
   Le syndrome de Sjögren 27
   La tendinite 27
   La bursite 27

Chapitre 2
Les causes et les facteurs de risque 29

Une origine connue 30
Les facteurs de risque 30
    L'âge 31
    L'obésité 31
    Les traumatismes 32
    L'hérédité 33
    La race 34
    Le climat 35
    Les complications liées à d'autres conditions 35
    Une combinaison de facteurs 36

Chapitre 3
Les symptômes 37

L'arthrose 38
La polyarthrite rhumatoïde 39
La goutte 40
La douleur arthritique 40

Chapitre 4
Le diagnostic 43

Le dépistage 43
Une visite bien préparée 44
Les examens 45

Chapitre 5
Un survol des traitements 47

Chapitre 6
L'éducation et le mode de vie 51

L'éducation 51
Le poids santé 52
L'activité physique 56
    La motivation 59

Une alimentation saine...
  À privilégier...
  À éviter..
  Les médicaments et les aliments..

Chapitre 7
Les médicaments.. 65

Les anti-inflammatoires non stéroïdiens............................ 65
  Le mode d'action et les effets des AINS......................... 67
Les coxcibs... 69
La prednisone... 70
Les crèmes et les lotions.. 70
Les agents de rémission.. 71
Les agents immunosuppresseurs... 74
Les agents biologiques.. 75
Les corticostéroïdes.. 78
La viscosuppléance.. 79
La synovectomie radioactive (yttrium)................................ 80
La morphine.. 80
Les appareils... 81
La chirurgie... 81

Chapitre 8
Les médicaments controversés.................................... 83

Le Vioxx... 85
Le Celebrex.. 86
Le Bextra.. 88
Le Groupe consultatif d'experts.. 90
  Des médicaments sous haute surveillance.................... 92
  Les avantages et les risques.. 93
Les bonnes questions... 96

Chapitre 9
Les méthodes douces ou complémentaires........... 99

Quelques thérapies... 100
L'apithérapie... 101

...ades et les crèmes 102

...d et le froid 102

...contre-indications 104

...estion du stress et la relaxation 105

...apitre 10

Les produits naturels 107

La glucosamine et la chondroïtine 108

Des mises en garde 111

Les plantes médicinales 113

Les vitamines 116

Un nouveau règlement 117

Des renseignements détaillés 118

Prudence ! 119

Chapitre 11

Quelques statistiques 121

Les tendances 122

Les coûts 124

Chapitre 12

Les progrès de la recherche 127

L'évolution 127

Des exemples de travaux de recherche 128

Conclusion 135